陈腾飞 著

用中医思维破局

中国科学技术出版社

· 北京 ·

图书在版编目（CIP）数据

用中医思维破局 / 陈腾飞著 . — 北京 : 中国科学技术出版社 , 2023.11
ISBN 978-7-5236-0049-8

Ⅰ. ①用… Ⅱ. ①陈… Ⅲ. ①中医临床—医案—汇编—中国 Ⅳ. ① R249.1

中国国家版本馆 CIP 数据核字 (2023) 第 036105 号

策划编辑	韩　翔　于　雷
责任编辑	于　雷
文字编辑	李琳珂
装帧设计	佳木水轩
责任印制	李晓霖

出　　版	中国科学技术出版社
发　　行	中国科学技术出版社有限公司发行部
地　　址	北京市海淀区中关村南大街 16 号
邮　　编	100081
发行电话	010-62173865
传　　真	010-62179148
网　　址	http://www.cspbooks.com.cn

开　　本	889mm×1194mm　1/32
字　　数	174 千字
印　　张	9.75
版　　次	2023 年 11 月第 1 版
印　　次	2023 年 11 月第 1 次印刷
印　　刷	北京盛通印刷股份有限公司
书　　号	ISBN 978-7-5236-0049-8/R·2991
定　　价	59.00 元

（凡购买本社图书，如有缺页、倒页、脱页者，本社发行部负责调换）

内容提要

　　本书是一部由重症医学科中医师编撰的临床医案集，书中选录的数十例病案以疑难病症为主，其中不乏西医诊断明确但目前尚无特效疗法的病症。每则医案均充分体现了治疗过程中的诸多细节，将医患困境、临证巧思、精湛医术展现得淋漓尽致。医案不做修饰，一得一失均有记录，作者真诚无私地向读者分享其医疗经验和临证感悟。

　　本书通过一个个真实病案畅谈中医实战艺术，展示了如何用中医思维破解疑难病症，适合广大中医药从业者参考阅读。

序

　　陈腾飞医生是我在中医学方面的同道好友。庚子大疫，他参加了北京市援鄂医疗队，积极奋战在武汉一线，参与了大量危重症患者的治疗，对人体系统有了许多新思考。然而，他基于这些疫病和 ICU 实践思考撰写的阐释《伤寒论》之学术力作却一直未能与读者见面。我当时宽慰他说："《王孟英医案》永远比《温热经纬》畅销，这是由市场决定的，而不是由作者决定的。虽然王孟英本人对后者的呕心沥血不亚于前者。"后来，他将这部临床医案类的书稿拿给我，邀我作序。

　　关于中西医之争、伤寒温病、古方今病之争，在当代业内已然成为公认的"学生气"话题，而非从事临床的成熟医生所留恋的。成熟的医生，应该像陈医生一样，对医学本身充满兴趣，而不该狭隘地针对某种形态的医学。我们私下探讨时曾说：张仲景之所以可贵，重要的一点在于，为了疗效，他可以搭配采用汤剂、针刺、外用药、艾灸各种方法，而没有"各逞家技"的技术偏见。如果仲景生活在现代，他一定不回避学习医学英语、了解西医的前沿资料，甚至会熟练掌握现代仪器使用、现代外科手术。

这是一种源自贤达者内心深处的兼蓄求真作风，并不是当代"标签派"学者们所能理解的。

陈医生秉承了上述这种兼蓄求真，撰写本书时既有缜密的思考印证，又有难得的临危果决，并可在西医指标的监护下裁断细微的中药治疗进程，从而达到治疗疑难重症的目的。

本来推荐序应极尽夸赞，但本书的闪光点似乎不需要我再赘语添足。借此作序的机会，我倒是很想将一些曾经与陈医生共同探讨过的话题，分享给本书的读者，供大家反思。

例如，"现代人都……""现代……体质的人太多了"，这种论调很有感染力，但它们也非常影响中医学子们的阅读理解能力，容易对某些疾病的诊断或治疗先入为主，即画地为牢。某些奋战在心内科一线的中医同行们，由于工作当地人群体质特征，对回阳救逆法情有独钟、屡试屡效；另一批常年在大城市治疗儿童上呼吸道感染的同行们，则对轻解宣透法犹有心得；而从痰瘀入手治愈大量精神问题的同行们，也很容易形成一套行之有效的经验。功成名就后，这些医界同行拿着多年积累的成功案例，跟学生语重心长地说："哎，现在……（某种证型）的人真是太多了！比比皆是！"这会不会把学生带成扶阳派、宣通派、痰瘀派呢？学生们会不会戴着有色眼镜看天下所有的患者呢？这种有色眼镜会不会影响学生择书阅读呢？有色眼镜会不会在名利运作下，变为学派特色呢？不同的有色眼镜学派，会不会彼此争论，让旁观者无所适从呢？答案是肯定的。

再如，"真正的中医应该三剂药见效""开方子超过八味药，那都是庸医""贵重药材一出手，肯定就是捞钱的医生了"……这一大堆上升到道德层面的论调，已变成束缚中医的枷锁。事实上，多少重病杂症，若能在一年内有幸痊愈，已经是得遇妙手。体质不敏感的患者，哪怕吃对症的药，也可能起初数日完全无效，而守方不改，服用许久，才逐渐暗转乾坤，最终豁然而愈。某些特殊病例能够"覆杯而愈，三剂收功"固然是可以期待的，但盲目要求所有体质、所有疾病都能如此，则是对人体多元复杂性的无知。至于"小方治大病"的执念，将孙思邈、王孟英等诸多医家齐齐钉在方剂审美的耻辱柱上，更有将薯蓣丸、大黄䗪虫丸、侯氏黑散开除仲景经方行列的趋势。小方子，可看作是武功绝世的游侠，在一定时机下能够力挽狂澜。但是保家卫国不能只靠侠客，还得靠军纪严明的部队，这也是不争的事实。只要统御力强，战局思路周密，大方长程治杂病、难病，往往有小方不可取代之神效。而处方中的贵重药材，多被民间视为审判医德的重要切入点，同样是以偏概全。多少奇经亏损的不孕症患者，服用杜仲、鹿角霜、鹿角片、鹿角胶无效且上火，但服用鹿茸却能迅速受孕且丝毫不上火。又有多少气虚至极的心脏病患者，服用太子参、党参、红参、生晒参无效且上火，但服用三十年的野山参迅速缓解且无上火症状。《神农本草经》以降，皆收载了大量贵重药材。难道历代本草都是违背医德的黑心著作吗？如今现实中许多临床病例的处置，都反映了人们对中医学的了解有所偏颇。

陈医生其人与其书，都没有被以上种种"心魔"所扰乱，而是以临床现实为法度，处方既有精致的短打，又有大而不杂的阵列；用药既有简便廉验的巧妙，又有重剂良材的雄浑。更难得的是，其将思路一一拆解还原，得失之处均有明确记录，示范了一种勇于回归正常的中医病案分析。读了太多古今医家只报欢喜不报忧、事后把偶中粉饰为必然的医案，我们不禁感叹：也许，只有陈医生这种真实的写作手法，才更利于中医医术的传习交流。

北京容德医馆　肖健楠

前　言

笔者2015年刚刚走出校园，开始践行后半句校训"厚德济生"，现在三十岁出头，算来走入临床岗位不过7年。笔者是一名ICU医生，不以出门诊为主业，治疗的患者总量不算太多。记得上学时肖健楠学长谈到，对于在校医学生来说，整理一部漂亮的医案并不很难，谁还没有治过几个精彩的患者。笔者深以为然。

如今的学术研究著作，读者要求日趋严苛，不仅要求有疗效颇佳的"干货"，还要求有"趣味性"，"疗效"和"趣味"成为时代对撰书者提出的新要求。作为时代的一员，笔者在入门之初也会首选"融学术于趣味中"且印刷精美的著作。

而在"流量"被更多关注的今天，"日诊百人"和"粉丝无数"的医生拥有了更多的读者群体，笔者对此着实羡慕，但自己还是有意无意地选择了一条披荆斩棘的道路。为了达到"圈粉"的目的，让"晦涩"的学术著作收获更多读者的支持，笔者决定开始整理医案。

契诃夫曾在回答记者将他与托尔斯泰比较的问题时说"小狗不能因为大狗的存在就不叫了"，这一谐谑之谈对笔者而言一直是一种鼓励。笔者深信前辈所说的，中医是具有基础理论的科学，能治好病靠的是理论积淀和思维训练，而非以重复治疗的患者数量取胜。医案是为了体现"医者意也"的灵动思维，而非一方一药经验的高度可重复性。在科学如此昌明的年代，如果真发现了重复性极强的一方一药经验，还是及早申报新药研发更能繁荣学术和造福人类。

在完成本书前，笔者尝试用拓展生命宽度的方式，来弥补行医时间的短浅。笔者在大学读书时就认真学习了经典医著，并在每次回家时为络绎不绝的求诊乡亲答疑解惑，读研究生时为了及早达到 ICU 独立值班的目标，曾克服生活、身体、心理的重重障碍，在友谊医院 ICU 从零开始学习了大半年，这段时光对笔者至关重要，也奠定了笔者作为一名 ICU 医生的良好思维习惯。2017—2018 年在中国人民解放军总医院（301 医院）ICU 进修时，笔者学会了更多的技术，管理了更多的危重患者，并成为所在科室第一位以进修生身份担任"住院总医师"的人，负责协助管理整个病区及危重病会诊长达半年。在此之后，笔者才不再有所畏惧，真正成为一名腰板挺得很直的临床医生。2014 年笔者曾亲历广东登革热，2020 年初笔者也曾前往武汉救治重症和危重症的新型冠状病毒感染患者，同年 8—10 月笔者作为北京市第一批应急医疗骨干成员前往安贞医院心外科 ICU 和朝阳医院 RICU 系统观摩学习体外膜肺氧合（ECMO）及呼吸治疗技术，并在年底支援发热门诊，接诊了形形色色的发热患者 3000 余例。这些临床经历极大拓宽了笔者的临床医学视野，活跃了笔者的中西医临床思维。在业余时间，笔者经常阅读医学之外的学科内容，并从跨界阅读中获得思想的冲击和灵感的滋养。

正是基于上述这些拓宽生命维度的努力，使笔者对医学的魅力有了较多领会。笔者在不妨碍阐述临床思维和医学原理的前提下，以温情的写作风格尽可能展示医疗之外的人文情怀，希望作为笔者初涉"叙事医学"的一种尝试。

很多病例的治疗已不是"辨证论治"四个字所能准确概括的。在回看疾病分析时，很难溯源笔者当时使用了中医知识、西医知识，还是生活常识；在治疗遇到困境时，灵光闪现，产生新的想法，困局立即破解，这绝非"之前辨证不对"所能准确概括的（以往的前辈们多将之归为"辨证不准"），也不能因为此方取效了，就把此方所治之"证"定为本病例之"证"！

这些耐人琢磨的内容正是中医临床最引人入胜之处，它们是如此美妙又莫可名状，笔者姑且称其为"治疗的艺术"。在笔者看来，只有打开心胸，接受这些"艺术"，放弃一些固有的"刻板"，才能释放医学创新的活力。

本书所选之病例，大多资料完整，仅少数资料有所欠缺，但为展现实战"艺术"，未弃残璧，皆收入书中。为了符合"干货"和"趣味"，书中选录的均为普通疾病，没有一则是出自 ICU 的危重症医案，因为 ICU 的医案必在冗长之中见神奇，绝非三言两语"一剂知二剂已"所能讲得明白，希望读者翻阅本书时，能从临床思维和实战艺术中获益。一方一药可重复固然重要，而思维方法的启迪，意义更加重大。

书中可能遗有些译偏颇之处，只能待日后再版时再完善。漫漫岐黄路，毕竟还很长远。

陈腾飞
于北京

目　录

灸药并用破解肺癌术后反复气道梗阻

【医案提要】

患者为 72 岁男性。老人自从肺癌术后，每隔十天半月就会出现气短喘憋，逐渐加重欲死，血氧饱和度最低降到过 80% 以下，必须赶赴省城的肿瘤医院，行气管镜下消融手术解决气道梗阻，方能缓一时之急。已经反复去了七八次，患者的身体和经济状况都已经吃不消了。经笔者诊治予艾灸与中药治疗后，未再出现过上述情况。

【医疗背景】

2020 年 5 月初，笔者从武汉归来隔离期满，申请休了年假回老家小住。当时大家还不允许聚集，但是笔者到家第二天便有各处来求诊的乡亲，十余年来，这已是回家后的常态。这位来诊者是家住邻村的 72 岁男性，体形非常消瘦。他在半年前因发现肺癌，在省肿瘤医院进行了右侧部分肺叶的切除手术，术后又经一段住院治疗，最终康复回家。但是回家不到半月开始出现呼吸困难，越来越重。笔者老家在山西省最南端，距离省城的肿瘤医院较远，患者病情急迫，就近去了市医院就诊。市医院了解病情，考虑术后气道梗阻，处理技术有限，立即转往省肿瘤医院，行纤维支气管镜下消融术。所谓的消融术，通俗的理解就是把生在右主支气管切口处的增生组织给"烧死"，之后右主支气管通畅，患者的呼吸喘促症状也就很快改善，继续回家调养。但是没过多久，又出现了上述病症，这次有了经验，直接去了省肿瘤医院进行支气管镜下消融治疗。就诊时，已经反复去了七八次，患者的身体和经济状况都已经吃不消了。

【医患困境】

对于接诊的西医医生来说，他们深表同情而无良策，只能和患者一样祈祷不要再出现反复。对于笔者来说，这是没有治过的疾病，而且也找不到现成的治疗经验。从文献库以"肺癌术后""气道狭窄""中医"为检索策略，也检索不到相关文献报道。面对从未治疗过的疾病，必须借助中医的原创思维进行分析。假如患者除了气道阻塞，还有明显的伴随症状、舌象异常或脉象异常，也好发挥四诊合参技术，进行辨证施治。但是患者淡暗舌，薄白苔，脉弦缓，除了身体略显虚弱，没有其他可供辨证的症状。

【思维认知】

治疗的关键点是抑制手术切口组织的生长，中药里的抗癌药物或许有此种功效；同时可以使用一些消癥散结的药物，对于已经生成的组织能起到促进消散的作用；这些药物都耗伤正气，应该配合一些顾护正气的药物。然而用了上述的治疗，一定会有效果吗？太不一定了。唯一能确保疗效的是直接针对病变局部的治疗。笔者端详纤维支气管镜报告良久，图像上显示的增生组织是白色的像黏痰一样的东西，从性状来说，可以看作中医的"痰"，从颜色来说，白色提示是偏寒性的痰。正如《灵枢·五色》所言，"官五色奈何？黄帝曰：青黑为痛，黄赤为热，白为寒，是谓五官。"解读到"寒痰"这一步，对于疗效就有些把握了。最接近病灶局部的，就是病灶的皮表投影点，在此处可以施以针或灸，笔者无法持续为其针刺，故画定范围（胸部右侧第3~4肋，相当于灵墟的位置），嘱其购买艾条自行温灸局部，每日1小时。

【实战方案】

1. 脉案及自拟方：许某，男，72岁。右侧部分肺叶切除术后，右主气道狭窄。

法半夏15g，三棱15g，莪术15g，沙参30g，制鳖甲（先煎）30g，桃仁20g，桔梗15g，生黄芪30g，党参30g，牛蒡子15g，浙贝母15g，猫爪草20g，泽漆30g，夏枯草15g。加生姜3片、大枣4枚掰开同煎。7剂（图1）。

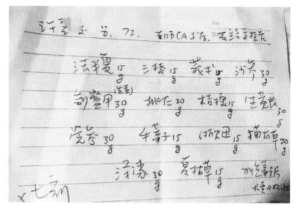

图1　初诊处方

嘱咐患者先服用 7 剂，若服药后无不适，即守方长期服用。

2. 艾灸右侧灵墟穴，每日 1 小时。

按语：处方第一味即用半夏散结消癥、温化寒痰；三棱、莪术、鳖甲、夏枯草、桃仁均为活血散结之品；沙参、黄芪、党参为补益药兼顾虚证，而沙参在《神农本草经》记载有"主血积"的功效；桔梗、牛蒡子、浙贝母、猫爪草、泽漆，均取其化痰浊、散结抗癌作用。

【治疗小结】

2020 年 10 月患者的儿子与笔者视频通话复诊。得知患者服药后再也没有去过医院，也没有出现过气短喘憋症状，目前间断服用中药。笔者看患者舌苔较前变得白腻一些，加苍术 20g，继续服用。截至 2022 年 3 月 19 日，患者未再出现气道阻塞。

附：乳癌术后引流液过多案

患者乃余之姻亲，年届五十，2017 年初夏求诊。乳腺癌术后 40 日，化疗最后一期。术区放置有三根引流管，以右腋下引流液最多，术后两周时，已陆续撤去两根引流管，但右腋下的引流管始终未能撤，因引流量并未预期减少。大多数患者引流管 10 天全部撤除，手术医生也很着急，天天来查看病情，还请了外省肿瘤专家会诊，专家说"没有好方法"。又去就诊于名中医，予以益气养阴、化痰抗癌中药 2 周无效。求诊时详问病症：化疗结束后引流液更多，色淡黄，术区无疼痛；无乏力，头不晕，无明显怕冷怕热；食欲一般，口干口苦，进食均觉味苦，厌油腻，无口渴多饮；小便正常，大便正常，2～3 天一行。舌嫩偏红，苔薄白而略剥脱。从舌象来看，益气养阴化痰抗癌处方很适合，但用之无效，必另辟蹊径。考虑病位在少阳，病性属寒热错杂，苔白不渴而渗液多，此为饮邪。从少阳停饮论治，予柴胡桂枝干姜汤加减，通过调理少阳气机以化饮。柴胡 15g，桂枝 9g，干姜 9g，黄芩 10g，天花粉 20g，生牡蛎 15g，生甘草 20g，全瓜蒌 15g，旋覆花 10g，赤小豆 30g。5 剂。使用全瓜蒌是乳腺炎症多用此，旋覆花是取吴鞠通香附旋覆花汤治疗饮停胸胁之义，赤小豆是淡渗利饮清热凉血。服用 5 天后引流液显著减少，撤除了引流管。患者术后 1 年余始终口苦，有加重趋势，喝糖水都觉得苦，厌油腻，查舌胖嫩红裂纹少苔，予八味地黄汤 7 剂而解。

针药并用速愈急性乳腺炎寒战高热

【医案提要】

在即将停止哺乳的时期，这位 31 岁的女性患了急性乳腺炎。起病首先见到寒战，后发现乳腺疼痛，考虑为急性乳腺炎，少泽刺血之后症状随即由寒战转为高热。再针刺曲池、太冲、左足三里、左内庭退热，服用吹乳立效散加减 1 剂，乳腺疼痛及寒热症状痊愈，24 小时后已如常人。

【医疗背景】

2020 年 10 月下旬，COVID-19 疫情又起。凌晨正处梦乡，被妻子唤醒，其无明显诱因出现寒战，可清晰地听到因寒战而导致的牙齿叩击之声。这个时候如果作为一名非医疗专业的家属，应该考虑去医院急诊就诊。笔者伸手诊脉，沉细数疾，心率每分钟 110~120 次，手是凉的。诊脉时脑海自动浮现的是张仲景在《金匮要略》中所言的"诸浮数脉，应当发热，而反洒淅恶寒，若有痛处，当发其痈"，妻子的脉象虽然还不浮，但症状表现与此一致，而且更加剧烈。妻子自查左乳疼痛，考虑是急性乳腺炎无疑。起因大概是昨晚少了一次哺乳，因没有明显的乳腺胀满，未如往常一样将乳汁吸出。笔者调侃道：可怜晚节不保！孩子已经 15 月龄，随时准备断奶了，竟然得了乳腺炎。

【医患困境】

笔者作为家属，必须决策，刻下要不要去医院，但作为医生，深知如果去医院就诊，先得到发热门诊（此刻体温虽然还未明显升高，但只是时间问题），完成 COVID-19 的 1+3 筛查，核酸的结果就要等待数小时。而基本的抗感染治疗也需要 1 周左右才能彻底治愈，这期间还要停止哺乳，直接断了孩子的"粮食"，还要设法将瘀堵的积奶吸出，颇费周折。如果自行治疗，则面临此刻无药可用的困境。

【思维认知】

诊断是明确的，西医学病名急性化脓性乳腺炎，中医学叫做"乳痈"。治疗痈脓，充分对痈脓部位（感染灶）进行引流是取效的关键。针对所有外科感染（痈疽疔疮）来说，抗生素之所以难以速效，是因为它只能抑制细菌的快速繁殖，阻断病势的进展，却无法实现引流，主动促进病灶消退。这也是笔者没有打算去医院治疗的根本原因。

在此刻居家处境下，笔者只能选择针刺治疗。针刺治疗最好按照"理→法→方→穴→术"进行，如果直接想到"穴"，选择治疗"乳痈"的穴位，则跌入下层境界；如果按照"以痛为腧"直接围刺痛处，境界会跌得更低。境界，看似关乎医生的"面子"，实则关乎的是患者的疗效。现在是"寒战"为突出症状，正如《素问·至真要大论》病机十九条所言，"诸禁鼓栗，如丧神守，皆属于火。"病之理为火毒内郁→治之法为开达火郁→选手太阳小肠经井穴（井穴善于开闭）→术选择刺血。至于天亮后的处方用药问题，也应按照理法方药的过程思辨，但笔者直接跨越到了方药阶段，选择了特效方吹乳立效散加减，因笔者曾用此方快速治愈一例乳腺管阻塞，案载《学医七年》。

【实战方案】

1. 凌晨4时：左侧少泽穴，刺血。刺出暗色之血10余滴，刺毕寒战缓解，入睡。刺血时，采用酒精棉擦拭针孔可以抗凝，利于挤出血液，达到刺血剂量。

2. 早上6时30分：自觉高热，测体温39.8℃。针泻双曲池、双太冲、左足三里、左内庭，刺毕额汗微出。洗漱完毕，笔者亲自送妻子去上班。上午9时测体温37.7℃。

3. 中午12时：中药煎好并送至单位服用。此时体温在 38℃上下。中药处方为吹乳立效散加减，瓜蒌 60g，当归 20g，乳香 6g，没药 6g，皂角刺 15g，金银花 30g，蒲公英 60g，南沙参 30g。3 剂。

按语：针泻曲池可清气分热，如汤剂之白虎汤一般；针双太冲开达气机，如升降散之蝉蜕、僵蚕；独取左侧足三里和内庭，因足阳明胃经是经过乳腺的最重要经脉，内庭为足阳明胃经荥穴，《难经》云"荥主身热"，故刺此穴以退身热。吹乳立效散，笔者从《中医临床家胡天雄》一书中初知此方。胡老自《医宗金鉴》读得此方，并加按语说此方即是傅青主治疗乳痈的瓜蒌散去掉金银花、白芷、青皮，加皂角刺。《医宗金鉴》曰："吹乳结核瓜蒌散，乳没归甘用酒熬，更加皂刺名立效，已成脓溃未成消。"笔者后来又读得陈自明《妇人大全良方·产后吹奶方论第十三》，所出之瓜蒌散方使用的是瓜蒌根即天花粉。笔者未曾尝试过天花粉，但从瓜蒌可以治结胸之疾到用瓜蒌治乳腺之疾病，引起了笔者对中药作用部位的思考，所谓归经也许范围可以扩大到某个部位，其表里内外也许均可取效。

【治疗小结】

当天下午妻子下班回家时，除乳腺略痛外，无其他不适症状。诊脉仍偏数，热毒仍未全清，晚饭后服第二煎中药。睡前服用第二剂中药头煎，次日晨起距离发病 24 小时，症状全消，如常人一样。仅左侧乳腺有一小硬块，妻子嫌药苦要求停药。告之，祛邪务尽，又坚持服用完第三剂，后坚持不服药，便作罢。在整个发病和治疗期间，正常哺乳。时间又到了 2022 年，妻休产假与两孩暂居姥姥家数日，因疫情相隔未能北归。一日微信聊天，妻谈及其与研究生舍友交流带娃经验，言及哺乳三月之间罹患乳腺炎十余次，每次均高热 40℃，被迫停止哺乳，经医院规律治疗而愈，其情惨烈，表示坚决不敢再生二孩。听妻言罢，不胜唏嘘！

附：针药治疗胃肠炎高热案

辛丑岁末，邻居之子高热 39℃，腹泻，服解热药后热退复起，微信向笔者求助。患者二十余岁，询之无明显腹痛，无便脓血，无口渴，无咽痛。舌淡红苔薄白。此为急性胃肠炎，属于湿邪为患，予三仁汤、黄芩汤合方，加升阳止泻之品。藿香（后下）10g，白豆蔻（后下）5g，滑石（先煎）30g，竹叶 30g，杏仁 10g，炒薏苡仁 30g，法半夏 9g，厚朴 15g，通草 10g，黄芩 15g，赤芍 30g，葛根 30g，羌活 10g，苍术 15g。加生姜 3 片、大枣 3 枚。2 剂，水煎服，24 小时内服完。服药期间热退至 37.6℃，食欲稍复，但仍有水样泻 10 次。遂前往诊视，舌淡红苔薄白，脉沉滑有力略数。针刺双尺泽（泻）、双天枢（平）、气海（平）、双上巨虚（泻），间断行针使针感持续存在，共针治 20 分钟。起针后一夜安睡未泻，晨起体温 36.3℃，能正常上班。针刺之法治疗急症，疗效迅捷，只是现在的医疗模式之下，很少有机会施展。

黄酒煎猛药抢救再植后将坏死的手指

【医案提要】

患者是 65 岁男性，因外伤导致右手 5 根指头离断，急诊行断指再植术，术后 24 小时发现血供未恢复，再植的手指陆续出现坏死迹象。经大剂量四妙勇安汤连夜频服，最终除小指坏死截去之外，其余手指存活。

【医疗背景】

2020 年 11 月 13 日 21 时 27 分，笔者正在 ICU 值夜班，接到高中同学的求助电话。她爱人的父亲受了外伤，5 根手指离断，除大指损伤范围较小未做再植，其余四指均做了断指再植手术。但是手术 24 小时后开始出现坏死迹象，中指已经开始变黑。院方建议转至上级医院治疗。因为想起来笔者这位当医生的同学，便将笔者的微信推送给了她的爱人。我们通了电话，主要是征询一下笔者的意见，看是否转院，如果转院，转到哪家医院合适。笔者没有建议转院，因为再植手术已经做完，该吻合的都吻合了，转院之后又能做什么呢？笔者建议他采用中医治疗，也许能有奇迹。

【医患困境】

眼看已经在坏死的中指，手术医生束手无策，改善循环和抗凝的药物已经用了，给指头刺血促进循环的"土办法"也用了。中指的坏死只是一个开始，其他三个再植手指的命运也在未知之境，医生只有转院一个建议。转院固然消除了手术医生的责任和负担，但是对于患者能有何受益呢？笔者确信服用中药会有所获益，作为朋友，给出了服用中药的建议，至少比消极等待，听天由命好得多。笔者给出建议之后，便面临了一个非常大的困境，这个病应该从何下手？笔者从来没有治疗过这样的疾病，也没有看到过相关的中医治疗报道，当即打开文献库进行检索，不出所料，没有中医治疗的文献报道。

【思维认知】

断指再植后之所以会出现坏死，是因为吻合的动脉没有实现预期的血供，应用改善循环和抗凝的药物也无效。中医想要成功抢救手指，也需要从改善循环入手，这是治疗的靶点所在。如果想通过辨证论治调节整体以促进局部改善，如同痴人说梦。必须选用直达病所的治疗，并且在 24 小时之内判断有效或无效，坏死的指头不会让我们等很久。四妙勇安汤是学习中医必学的一首处方，它最早是治疗坏疽的，即动脉闭塞引起的肢体缺血、坏死，既然能治愈坏疽，那么一定能让闭塞的动脉变得通畅。既然如此，四妙勇安汤就有改善断肢再植后未能恢复功能的动脉，从而实现抢救断指。

【实战方案】

1. 11 月 13 日处方：四妙勇安汤加生黄芪。生黄芪 300g，当归 300g，金银花 300g，玄参 300g，生甘草 100g。5 剂，用黄酒煎，日服 1 剂。

嘱咐："尽快买到药服用，这个剂量超出常用量的 10 多倍，喝的时候每次少喝两口，仔细观察，没有不适逐渐加量，频频服药，一晚上服完 1 剂。"

开完处方的时间是 21 时 50 分，对方转来 2000 元作为答谢。笔者的原话是："这个时间药店都关门了，你多想想办法，把药买到。把发给我的红包给药店，让值班的人帮你拿药。"经过努力，夜里 2 时开始服药。

服药 24 小时后，笔者从照片判断中指的循环已经开始改善，但家属还不敢确信。服药 32 小时后，家属也看到了恢复。但是小指又开始坏死了，医生原本认为小指会最早恢复。

2. 11 月 15 日处方：芒硝 50g，外敷小指，以达到消肿脱水减压，间接改善循环的目的。继服四妙勇安汤。

3. 11 月 17 日查舌象舌苔白腻，舌红（图 2），小便黄，湿邪阻滞较重。加用甘露消毒丹与四妙勇安汤交替服用。

处方一：四妙勇安汤加生黄芪。生黄芪 300g，当归 300g，金银花 300g，玄参 300g，生甘草 100g。黄酒煎服。

处方二：甘露消毒丹。藿香（后下）10g，白豆蔻（后下）6g，茵陈 15g，滑石块 30g，川木通 5g，菖蒲 15g，黄芩 10g，浙贝母 10g，射干 10g，薄荷（后下）6g，苍术 20g。水煎服。

11 月 24 日小指抢救失败，完全坏死，无名指从根部开始坏死，面临截肢可能，中指得以保全 2 节（图 3）。从片子上看无名指的对接处骨质还未开始生长，嘱上述两方继续交替服用。

4. 12 月 5 日患者诉近期疲乏无力，腹泻严重，舌苔白腻，食欲尚可，改予温化水湿、补益脾气、散风通络之法，处方用胃苓汤加减，厚朴 20g，陈皮 10g，苍术 15g，炙甘草 10g，茯苓 30g，桂枝 10g，炒白术 20g，党参 15g，羌活 9g，独活 9g，法半夏 9g，防风 10g。7 剂，药店代煎，日服 1 剂。

按语： 四妙勇安汤出自《验方新编》，原书剂量为金银花、玄参各三两，当归二两，甘草一两，此处因为救急故较原方用量增加，并配伍大剂量生黄芪益气，促进组织生长修复。使用黄酒煎药取其通脉之力更强，属于中医伤

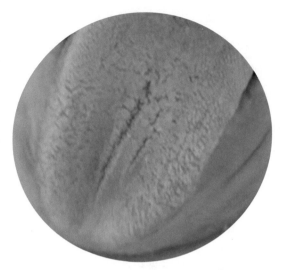

图 2 患者使用甘露消毒丹时舌象

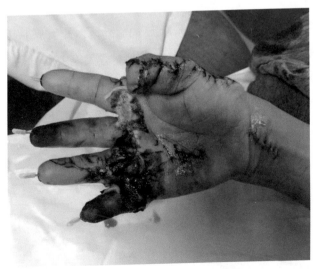

图 3 2020 年 11 月 24 日患者伤口照片

科常用的煎药方法。研究表明，四妙勇安汤可以改善血液流变学性质，通过增加血浆中纤溶酶活性，达到促进纤溶系统、溶解血栓以及抗炎等作用，从而保护血管。此外，还有保护血管内皮细胞活性，促进内皮细胞的增殖效果，对于 IL-8、TNF-α、MCP-1 等炎性因子的分泌具有一定的抑制作用。在抢救断指告一段落之后，进入恢复期等待截肢和植皮，予以温化水湿、健运脾胃，促进全身恢复。

【治疗小结】

2020 年 12 月 15 日患者出院回家休养（图 4），半个月后行坏死手指的截肢手术，截去小指、中指第一节，最终保全了 2 节中指和整个无名指。2021 年 1 月 16 日针对中指和无名指进行指根部植皮（图 5），因原有皮肤坏死后无法再生。事后家属对笔者说，北方人很少喝黄酒，11 月 13 日那天晚上跑遍了市里的超市和烟酒店，把仅剩的 10 瓶黄酒全部买了回来，煎药一次就放了九瓶！

附：手指爆炸伤验案

2022 年春节一人因燃放爆竹炸伤右手，五个手指指腹全部皮开肉绽，无名指和小指根部亦有小的贯穿伤。第二日整个前臂严重水肿，胀痛难忍，予生黄芪 30g，党参 15g，当归 15g，乳香 6g，没药 6g，白芷 10g，荆芥穗

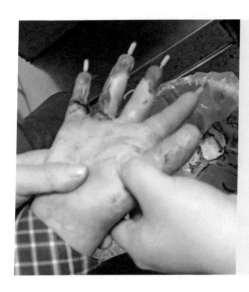

图4　2020年
12月15日待
截肢时伤口

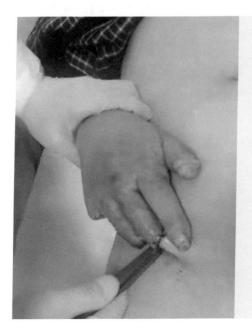

图5　2021年
1月16日截肢、
植皮后伤口

3g，防风 10g，羌活 10g，桑枝 15g，金银花 15g，炒栀子 15g。10 剂，水煎服。此方以生黄芪、党参为开端，是取其益气生肌、促进组织修复的作用，虽然急性期解毒化瘀疗伤看似更合理，但治疗的终极目标是组织修复；当归、乳香、没药是伤科常用药，也可看作是活络效灵丹去丹参，起到活血疗伤生肌的作用；白芷、荆芥穗、防风、羌活、桑枝 5 味药是借风药走散之力以通络，促进血液循环和神经修复；金银花、炒栀子清热解毒消肿止痛。服用两剂肿消痛止，创面不再渗液，开始干燥结痂，1 周以后开始生长。中医治疗很多急性病、外伤病优势突出，只是这类患者很少会想到找中医看。这无论是对于医生还是患者，都是莫大的损失。

怀疑未分化免疫病的白细胞减少症

【医案提要】

患者是 30 岁女性，因严重疲乏就诊，医生发现白细胞减低原因不明，建议住院完善骨髓穿刺、免疫筛查。最终选择中医治疗，经用调理气机、补益气血、膏方填精等方法，间断服药 8 个月后痊愈。

【医疗背景】

患者的爱人是笔者的同学，好多年没有联系了，一天发微信让笔者"看一看化验单"。自从微信普及之后，帮熟识的人"看一看化验单"成了医生日常生活必不可少的一部分。笔者扫了一眼回答"看完了"，同学接着问"咋回事"？看病不可能只凭一张化验单，笔者详细问了情况，患者很长一段时间觉得疲乏，到医院检查血常规发现白细胞减低，正常人的白细胞是（3.5～9.5）× 10^9/L，而同学爱人的白细胞只有 2.65×10^9/L，如果是一些病毒性的感染可能会引起白细胞减低，但详细询问了患者近期情况，并未出现过"感冒"症状。同学的问题是现在该怎么办？

【医患困境】

对于接诊的医生来说，需要找到白细胞降低的原因。很多病都会引起白细胞降低，而且都是难治性的疾病，如系统性红斑狼疮、干燥综合征等免疫病，或者各种血液系统疾病等，患者体形瘦长，皮肤白皙，是容易罹患风湿免疫病的体质。现在疾病也许只是处在萌芽期，需要积极地筛查。也有不少患者经过系统检查后，未能明确病因，最终诊断为"特发性白细胞减少症"。家属对于疾病的未知性充满了恐惧，他们不能接受这些诊疗，对于骨髓穿刺也疑虑重重，觉得"太受罪了"！通过深入交流，笔者给出的建议是不进行入院筛查，服用中药治疗，该病最坏的结果不就是发展为免疫病或血液病吗？在没有达到确诊程度之前，使用免疫抑制药、激素等治疗是否能使患者获益还未知。相对来说，中医的治疗方法更多一些，而且就该病的病情发展来看，留有较为充足的时间进行中医药治疗，也许通过中医治疗可以使疾病缓解，避免进展为免疫病或血液病。

【思维认知】

这是一个慢性的、全身性的疾病，最适宜于整体治疗。白细胞降低的核心病机属于"虚证"，治疗的关键在于"补虚"。需要坚持治疗，才能取得成功，要与患者充分地沟通治疗方案，使其了解治疗的次序，坚定治疗的信心。如果将"补虚"看作长期的战略目标，那么具体如何用药则属于"战术"范畴。如果患者的症状、舌象、脉象，均是统一的，都符合虚证表现，则可径直补虚。如果见有腻苔，或者胃脘不舒，或胁肋疼痛，则应先解决这些"标实"之证，为进一步实现"补虚"的战略目标做准备。

【实战方案】

2021年6月10日初诊：面色无华，胸闷气短，乏力，睡眠不好，怕吃凉的，进食冷物时胃不适，时有胃痛腹泻。大便不成形。舌质暗红，苔薄白而润。予香砂理中汤加味。党参15g，鸡血藤30g，干姜10g，木香6g，砂仁（后下）5g，炙甘草9g，炒白术15g，枸杞子15g，地骨皮10g。14剂，水煎服，日1剂。

2021年7月6日二诊：患者服药后体力转佳，面色红润，食欲改善。予治疗自身免疫血液病经验方"广当益芍芎方"（趣记：咣当一勺穷）。生黄芪20g，党参15g，鸡血藤30g，干姜10g，木香6g，当归10g，益母草10g，白芍15g，川芎9g，炒白术15g，枸杞子15g。7剂，水煎服，日1剂。

2021年7月17日三诊：双脉弦，舌暗偏红。时有胸闷，气机不舒。予理中汤加理气填精之品。党参 15g，干姜 10g，炒白术 15g，苍术 20g，佛手 9g，郁金 9g，炒麦芽 15g，巴戟天 9g，枸杞子 10g，山茱萸 20g，枳壳 10g，桔梗 10g。7 剂，水煎服，日 1 剂。

2021 年 7 月 30 日四诊：原方续服 14 剂。

2021 年 8 月 29 日五诊：无不适症状，复查白细胞 2.4×10^9/L。予补中益气汤合理中汤加填精之品。生黄芪 30g，党参 15g，炒白术 10g，干姜 10g，当归 10g，陈皮 6g，升麻 6g，柴胡 6g，炙甘草 10g，枸杞子 15g，沙苑子 15g，巴戟天 10g。7 剂，水煎服，日 1 剂。

2021 年 9 月 28 日六诊：无不适症状，守方加量再进。生黄芪 60g，党参 15g，炒白术 10g，干姜 10g，当归 20g，女贞子 30g，陈皮 6g，升麻 6g，柴胡 6g，炙甘草 10g，枸杞子 15g，沙苑子 15g，巴戟天 10g。14 剂，水煎服，日 1 剂。

2021 年 10 月 16 日七诊：无不适症状，复查白细胞 2.84×10^9/L。处方予肾气汤填补肾精。熟地黄 30g，生地黄 30g，山茱萸 20g，炒山药 20g，茯苓 20g，泽泻 15g，牡丹皮 15g，肉桂 5g，附子 5g。14 剂，间断 2～3 日服用 1 剂。

2021 年 11 月 21 日八诊：入冬予膏方调养，处方予龟鹿二仙胶加味。人参 200g，枸杞子 200g，熟地黄 200g，醋香附 100g，南沙参 100g，酒女贞子 100g，鹿角胶 60g，龟甲胶 60g，黄明胶 100g，鸡血藤 500g。

先煎煮鸡血藤 4 小时，以汤代水煮人参、枸杞子、熟地黄、醋香附、南沙参、女贞子三遍，去渣浓煎，加入鹿角胶、龟甲胶、黄明胶、冰糖、蜂蜜收膏。

按语：初诊时患者以中焦虚寒不运为主，治疗首当温中阳，故前三诊均予理中汤加味。必赖中焦健运，方能耐受补益治疗。五诊至六诊患者已无不适症状，增加补气养血之力度，理中汤合入补中益气汤，且逐渐增加剂量。七诊时改予肾气汤补肾填精，进入收尾阶段，患者白细胞虽未回升，是补益尚未由量变引起质变，嘱患者安心服药。入冬服用龟鹿二仙胶加味，以血肉有情之品，大补精血，并重用升白细胞特效之药鸡血藤，以之煎汤代水熬制膏方。

【治疗小结】

2022 年 1 月 30 日复查白细胞为 $3.95 \times 10^9/L$，已达到正常范围。同学欣喜地表示治疗信心倍增，笔者则调侃道："你可以不相信医学，但不能不相信本老中医的手艺。"2 月 21 日再次复查，白细胞为 $3.95 \times 10^9/L$，仍维持在正常范围。嘱咐可以停药，2 个月后复查，即使出现波动也是正常的，再间断吃点药调养就行了。

每年需输血4000毫升的放射性肠炎

【医案提要】

患者是76岁的女性，罹患放射性肠炎多年，久治无效，每年需间断输血约4000ml。基础病有冠状动脉粥样硬化性心脏病、心绞痛、失眠、焦虑，经抽丝剥茧式的中药治疗，一诊即迅速止血，服药10天后血红蛋白达到历史最高，此后经年再未输血。

【医疗背景】

患者在多年之前因宫颈癌进行了放射治疗，放疗之后宫颈癌临床治愈。不幸的是，半年之后开始出现放射性肠炎症状。乙状结肠下端和直肠居于子宫后面，对子宫进行辐照治疗难免殃及池鱼，一般在放疗结束后数月，肠道的血管变化由量变达到质变，开始出现便血等放射性肠炎症状。患者是北京居民，及时地就诊于各个顶尖的医院，选择了最好的治疗，中医药也尝试过不少，但是求医多年并没有解决问题，如今病情越发复杂严重，寻求住院治疗。接诊的医生同道，非常同情患者的遭遇，这位同道深知自己能做的就是临时输血支持，其他早就试过的常规治疗，不能改变患者的局面。承蒙同道的信任，建议患者找笔者诊治。

【医患困境】

患者的生命已经陷入了"死循环"，有冠心病、心绞痛病史，近年劳力性心绞痛的发作愈加严重，早就达到了经皮冠状动脉介入治疗（PCI）手术指征，但是其长期便血症状决定了无法耐受 PCI 术后抗血小板治疗，亦使她处于重度贫血状态，而重度贫血会显著增加心绞痛症状，心内科医生对此爱莫能助。是否可以反过来，先治疗出血？曾有医生考虑过手术切除病变的肠道以彻底止血，但是术前评估发现患者冠状动脉狭窄严重，无法耐受手术。患者的中医就诊历程已经无法详细回忆描述，但她呈现出的"极度怕热，口渴严重""胃极度怕凉"和"舌红苔黄腻"等错综复杂的症状体征，笔者能理解接诊中医所面临的用药困境，病情的高度错综复杂，使患者的中医就诊经历难以获取期待的收益。这些对于患者来说是"看不见的困境"，可见的困境是每天的"便血"和十天半月"到一趟医院求诊输血"，而且各个医院要换着来，因为不论哪个医生，接诊的次数多了都会产生一些厌倦情绪。患者的余生似乎失去了光明，严重的失眠和抑郁困扰，更使她的处境雪上加霜。

【思维认知】

如果要破解本案患者的困局，治疗的关键就是"止血"，不论患者的病症如何错综复杂，用药都不能偏离"止血"这一急切目标。患者的症状寒热错杂，脉象躁数弹指，使医生真假难辨。我们学习中医时必学的就是"真寒假热""真热假寒"，郑钦安医学的流传和大量附子使用的兴起，使部分用功较深的医者更加关注"寒热真假"之辨，只有辨别清楚了核心病机，才能体现出中医"治病求本"的最高境界。笔者更倾向于做一名"下工"，注重"对症治疗"，相信患者"热的症状"是真实存在的，也相信"寒的症状"是真实存在的，止血为先，适当兼顾寒热，待血止后再逐个攻克"寒"与"热"。笔者选择集中使用止血药物，将技巧体现在药物选择之上，每味药物尽量满足止血的同时不会助热，也不会助寒。

【实战方案】

2017年1月9日初诊：排便欠畅，每日数次，便后必排暗红色血液。自觉燥热多汗，口干渴，入睡困难，小便黄赤；胃怕吃凉的，吃凉的则加重腹泻、便血；腰部怕冷明显，肢体无力。舌胖暗红，苔腻微黄，脉滑数弹指。自拟处方：生地黄30g，麦冬30g，天冬15g，仙鹤草 30g，金银花炭 15g，地榆炭 15g，黄芩炭 15g，荆芥炭 5g，黄精 30g，南沙参 30g，北沙参 30g，白茅根 30g。7 剂，水煎服，每剂药加鲜荸荠（切碎）5 枚、鲜藕节（洗净）4 枚同煎煮，煎好后兑入鲜藕汁 50ml。

2017 年 1 月 19 日二诊：偶见鲜血便，燥热缓解，入睡仍难，舌胖暗，苔薄白腻，脉数稍减，仍然弹指有力。自拟处方：生地黄 30g，麦冬 30g，南沙参 30g，煅磁石（先煎）30g，珍珠母（先煎）30g，夏枯草 15g，清半夏 15g，荆芥炭 5g，地榆炭 15g，白茅根 30g，北沙参 30g，黄连 9g。7 剂，水煎服。每剂药加鲜荸荠（切碎）5 枚、鲜藕节（洗净）4 枚同煎煮，煎好后兑入生鸡子黄 1 枚。

2017 年 1 月 25 日三诊：近 1 周黑便，未再排鲜血便，血红蛋白 102g/L（**按：血红蛋白水平达历史新高**），纳食无味，吃药仅觉微苦。左脉滑而有力，右脉滑缓。舌质暗，苔白，微黄（图 6）。痰热在于阴分，加竹茹以清之。自拟处方：生地黄 30g，麦冬 30g，天冬 15g，仙鹤草 30g，竹茹 15g，地榆炭 15g，黄芩炭 15g，荆芥炭 5g，白茅根 30g，南沙参 30g，

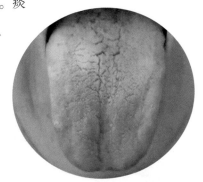

图 6　患者三诊时舌象

北沙参 30g，狗脊 30g。7 剂，水煎服。每剂鲜藕节（洗净）4 枚同煎煮，煎好后兑入生鸡子黄 1 枚。多进食荸荠、生藕片（图 7）。

2017 年 2 月 3 日四诊：未再便血，诉腰及下肢无力。舌暗，苔薄白而干，脉缓。自拟处方：生地黄 30g，麦冬 30g，怀牛膝 15g，仙鹤草 30g，竹茹 15g，地榆炭 15g，黄芩炭 15g，荆芥炭 5g，白茅根 30g，南沙参 30g，北沙参 30g，狗脊 30g。7 剂，水煎服。

2017 年 2 月 8 日五诊：未再便血，诉腰腿乏力，舌淡暗，苔薄白。脉缓。自拟处方合入理中汤：党参 20g，生地黄炭 30g，仙鹤草 60g，竹茹 15g，地榆炭 30g，黄芩炭 15g，荆芥炭 5g，白茅根 30g，醋白芍 15g，姜炭 10g，炒白术 20g。7 剂，水煎服。

按语：初诊时处方 12 味药物共用了仙鹤草、金银花炭、地榆炭、黄芩炭、荆芥炭、白茅根 6 味止血药物，外加鲜荸荠、鲜藕节 2 味药食同源的止血之品。金银花和地榆经过炭化炮制，寒凉之性减弱，故上述 8 种止血药均为平和之品，不会加重患者的"胃怕冷""下肢凉"等症状。从脉象躁而弹指来看，需要使用养阴清降之品，但又要顾及脾胃的虚寒，最终选择性味较平和的三才汤（生地黄、天麦冬、南北沙参）加益气养阴之黄精。二诊时鲜血便已止，仅保留荆芥炭、地榆炭、白茅根、鲜藕节 4 种止

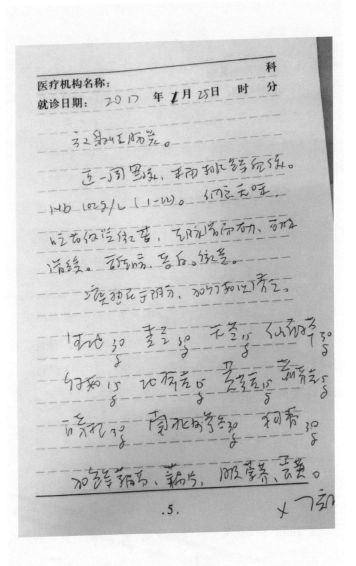

图7 三诊处方

血药；针对脉躁弹指和入睡难使用煅磁石、珍珠母、夏枯草、清半夏4味潜降；加入黄连清降；夏枯草与半夏俗称"二夏汤"，治失眠有特效（见载《冷庐医话》）；保留三才汤养阴（生地黄、麦冬、南北沙参）；兑入鸡子黄填精血以改善贫血。三诊时不仅血止，血红蛋白也高达102g/L（患者多年来平均维持在60g/L左右），在止血的同时开始兼顾治疗"热证"和"虚寒证"，三诊之狗脊和四诊之牛膝均为温补以强腰脊，四诊则已径直合入理中汤以温脾阳。

【治疗小结】

患者经五次治疗后，直至2021年3月，也未再输过血。数年间，患者间断就诊服用中药，以补脾、补肾、养阴填精诸法交替使用，偶有轻微的便血反复时则兼顾止血。最终失眠和心绞痛也被完全治愈。

附：温药止血案

笔者在诊治本例时并未查找文献，本病为常见病，中医治疗经验较多，如善用仲景方的著名医学家杨志一先生等，于1963年发表《子宫颈癌放射性直肠炎膀胱炎的"六经"辨证论治》。每位放射性肠炎之病症不尽相同，需要根据病情用药，如后来又诊治一位放射性肠炎患者，也是以便血为主症，但舌质淡暗，属于典型的阳气不足，予黄土汤合桃花汤加仙鹤草治疗取效，处方为代赭石15g，炒白术30g，制附子9g，酒黄芩9g，阿胶珠10g，炙甘草10g，熟地黄30g，仙鹤草60g，姜炭10g，赤石脂30g。因一时无灶心黄土，故用代赭石替代。经服十余剂后，便血明显减少。

重剂温通解决了原本要手术的
输尿管结石和肾盂积水

【医案提要】

患者是 34 岁的医生同道，男性，病输尿管结石及肾盂积水，发作过 3 次肾绞痛。自行服用利尿通淋中药无效，决定住院手术治疗。改予温通中药治疗两周后结石消失，肾盂积水消失，取消了住院。

【医疗背景】

我们几位年龄相仿的医生建立了一个交流学术的微信群，一日同道提出结石治疗问题：结石直径 4mm 大，卡在了输尿管膀胱入口处 1 月余了，肾盂积水，是否有好的经验？笔者问了很多常问的症状特点："啥时候容易疼痛？有的人经常后半夜痛，有的人劳累时痛，有的人受寒后会痛，这位患者有何特点呢？"同道说此前共发作肾绞痛 3 次，2 次在白天，1 次在凌晨 1 时，近 1 月未再出现过绞痛症状。随即私信交流，这位同道就是"患者"，2021 年 6 月 14 日的 CT 报告与同年 5 月 17 日 CT 比较，左侧输尿管近膀胱区结石并肾盂及输尿管扩张，左肾积水略显加重。

【医患困境】

对于现代的泌尿外科来说，泌尿系结石的治疗非常容易。对于患者来说，能用药物治疗痊愈自然不会选择有一定创伤的手术治疗。患者身为医务人员，自行治疗数周疗效欠佳，所拟处方基本涵盖了泌尿系结石的核心病机，方中有11味利尿通淋药物、8味行气活血药物、3味用量较大的补气和补肾药物（生黄芪、生地黄、菟丝子各30g）。患者此时会面临一种"不甘心"的心理困境，因为中医药治疗泌尿系结石经验非常丰富，属于中医之优势病种。岳美中先生曾经治愈了那么多泌尿系结石，《岳美中医案》第一则医案即是一例外国元首的肾结石案例，经岳美中先生治疗数月后不唯排出了花生豆大小的结石，连原本萎缩而失去功能的肾脏都逆转了。这位同道的结石虽然引起了输尿管扩张和肾盂积水，但结石体积并不算大，同道决定"再给中医一次机会"，让笔者拟方治疗。

【思维认知】

泌尿系结石的治疗经验，在读医书的过程中总是会遇到。结石的核心病机是湿热内蕴，煎熬津液，化生结石。清热化湿，利尿通淋是最基本的方法，也是效率最高的方法。但是该患者使用此法无效，联合了行气活血之法也无效，唯一没有尝试的便是温振阳气之法。对于很少出现疼痛的结石，类似于阴证，可以考虑温法，颜德馨先生在《附子为通十二经纯阳要药》一文中曰："若肾阳虚衰，气化无权，清浊泌别失司，湿浊无法下注而沉积为石，治疗若拘泥清热通淋，不但结石难以攻下，且久服攻利，反有耗气损阳之弊，而施以温肾通阳之附子，以补代通，阳气充盈，气化则能出焉。"患者的舌体胖大而嫩，舌边尖红。从舌体的形质来看，是以虚证为基，湿热为标，是可以耐受温阳治疗的。

【实战方案】

2021年6月24初诊：不怕冷，平素易有胃胀、腹泻。劳累时有烦热，睡觉时喜欢将手足伸出被外，小便黄，排尿有灼热感。舌边尖红，苔中后白腻（图8），左脉沉弦细，右脉弦，尺略沉。自拟处方：川牛膝60g，威灵仙30g，黄柏10g，肉桂6g，制附子（先煎）15g，巴戟天30g，金钱草30g，海

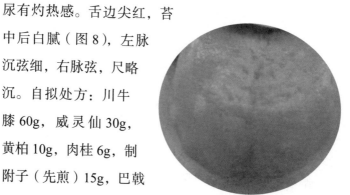

图8 初诊舌象

金沙（包煎）30g，生鸡内金 10g，酒大黄 20g（患者怕服后泻利严重，遂改成红花 15g）。7 剂，水煎服，日 1 剂。

金钱草每日用 30g 泡水代茶饮。

2021 年 7 月 1 日二诊：服药后大便调畅，小便颜色转淡。服药后没有"上火"迹象是患者比较惊讶的。但结石没有任何动静，既未出现疼痛，也未见排出，舌边红退去，腻苔退去一些（图 9），脉象基本同前。患者已经开好了住院证，准备 1 周以后去办理住院。表示再服药 1 周，这是最后的机会。自拟处方：川牛膝 60g，威灵仙 30g，干姜 15g，肉桂 6g，附子 30g，巴戟天 30g，瞿麦 15g，蒲黄（包煎）10g，赤芍 15g，当归 15g，桃仁 15g，小茴香 10g，延胡索 15g，没药 6g，川芎 20g，炒杜仲 30g。7 剂，水煎服，日 1 剂。

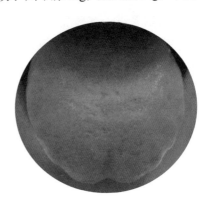

图 9　二诊舌象

金钱草每日用 30g 泡水代茶饮。

按语：本病例治疗的基本思路即温振肾阳以治本，利尿通淋以治标，初诊方 10 味药物中，用了川牛膝、威灵仙、肉桂、制附子、巴戟天 5 味药温补肝肾，其中川牛膝尚有通淋之效，故重用之，威灵仙可以舒缓平滑肌痉挛，故重用之；方中其余药物利尿通淋。服药后无不适反应，故加量再进，并合入了少腹逐瘀汤以增强温通之效。

【治疗小结】

患者服药 14 天中并未有排石的感觉，住院证已经开好了，但在住院前又做了检查，发现结石不见了，肾盂积水也消失了（图 10），遂取消了住院。

附：失败案例

泌尿系结石属于常见病，大多数情况中医药治疗取效较容易，如笔者曾治一位中年女性，肝内胆管结石及肾结石，经治数月后肝内胆管结石消失，但开始肾结石绞痛发作，1 周之内于凌晨发作两次，发作时先腰痛，继而痛连少腹，予济生肾气汤加乌药、生香附、怀牛膝，服药即效，未再发作，最终结石消失。偶有顽固难愈者，只好付之手术治疗，曾治一老年男性，左侧肾盂积水经年，未予重视，后出现下肢水肿渐渐加重，查肾功能正常、发现左肾盂严重扩张，肾皮质积压变薄，经用大剂量济生肾气汤后水肿很快痊愈，但肾结石和肾盂积水始终无改善，最终行内镜取石治疗而痊愈，两年后一切正常，亦未见结石复发。

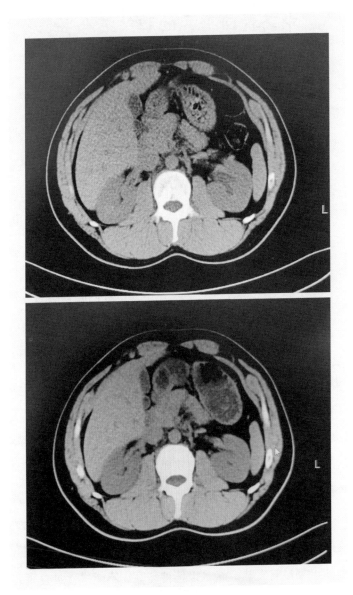

图 10　患者治疗前后 CT 对比

中药挽回垂危的胆结石合并
胆囊炎百岁老人

【医案提要】

妻子外祖父年届期颐，笔者援鄂时竟因病垂危，白细胞高达 20×10^9/L，医院辞不治，"半仙"云难度此劫。家事因此纷乱。遥处大剂大柴胡汤，继以麦门冬汤、一贯煎，终用肾气汤，夹以雪羹调养，挽回造化，一切复旧。

【医疗背景】

2020 年 3 月 7 日笔者正在江城抗疫，妻子告知刚得到消息，她的外祖父生病住院已 1 周。因笔者紧急赴武汉，岳母克服交通阻隔不便，来京为我们照看孩子，老家的亲人们都没有说过"生病住院"的事，担心岳母得知高龄的父亲重病格外焦心，想着要回去照顾父亲，笔者立即求助于姐姐，前来替换岳母帮忙照看孩子。一人抗疫的背后是多个家庭的默默付出，他们都是无名的英雄。外祖父虚龄百岁，近半月来恶心纳差，诊断为胆囊炎、胆结石，发病以来没有发热症状，以精神萎靡、不能进食、食则恶心呕吐、口大渴多饮、大便不通为突出症状，入院查血常

规白细胞高达 $20 \times 10^9/L$，经抗感染保守治疗后，白细胞逐渐下降。但是全身症状未见改善，仍然不能进食，食则呕吐。医院辞不治，建议回家。笔者与外祖父只有一面之缘，非常敬仰他与生俱来的恬淡与善良，听闻此事笔者提出马上使用中药治疗。

【医患困境】

外祖父虚龄已达百岁，接诊的医院与医生如履薄冰，经治 1 周全身状态未见改善，建议转至市医院接受更先进的治疗，胆囊随时可能穿孔而无人敢给此百岁老人施行手术治疗，医疗其实已经面临困境，转院只是托词。外祖父本人则有大限将至之感，偶尔会冒出一句"我什么时候能死"，常自诉"活够了"。这是一种悲凉的倾诉。他同龄的人早就相继故去，只有一个伙伴，是小他二十岁的，已经瘫痪在床，平日里外祖父还偶尔去看看这位"小伙伴"。像外祖父这种病情危重的情况，当地的习俗会请"半仙"断一下生死，结果"半仙"说"命不久矣"。医院的"敬谢不敏"、"半仙"的"命不久矣"、老人自己的"生无可恋"，使子女儿孙们陷入了困境。

【思维认知】

若只论病，急性胆囊炎治疗比较简单，大柴胡汤可谓是特效之方。但治病首先是治人，患者百岁高龄，近半月进食很差，是否能耐受攻下治疗？京城四大名医之首萧龙友先生，在诊治113岁高龄的虚云和尚时说："三春草早，得雨即荣，残腊枯枝，虽灌而弗泽。故病者老少不同，治疗则同中有异。以衣料比喻人体，则少年之体如新衣，其质地原坚；百岁之躯，亦如久用之衣料，虽用者加倍爱护，终以久经风日，饱历霜雪，其脆朽也必然。若仅见其表面之污垢，而望其穿着之太久，仍以碱浸之，木板搓之，未有不立时即破者。若仔细周密，以清水小掇轻浣，宿垢虽不必尽去，但晾干之后，能使人有出新之感，由此可更使其寿命增长，其质地非惟无损，且益加坚。"笔者自从上学读过萧龙友先生此段论述便奉为圭臬，但此刻外祖父邪实内盛，如果不用通下之剂难以解决实邪，实邪不去则正气难以恢复，如今已经迁延3周，病势垂危，已不容片刻拖延。可以将峻猛之剂，轻轻投之，渐渐加量，以知为度，并配合益气养阴扶正之品以为辅助。

【实战方案】

2020年3月7日初诊：年近百岁，精神萎靡，不能进食，食则恶心呕吐，大渴引饮，日尽三暖壶水。舌红绛苔黄而干燥，大便干结3日一行，仍宜先荡涤实热之内结，予大柴胡汤加味。柴胡15g，生大黄15g，枳实15g，黄芩 9g，法半夏 20g，赤芍 30g，南沙参 30g，玉竹 30g，郁金 15g，金钱草 30g，青皮 10g。加生姜 10 片、大枣 6 枚掰开同煎。3 剂，代煎服，少量频服。

另处以养阴之"雪羹"：荸荠（去皮，切碎）30 枚，海蜇（洗净）100g，二者小火熬制 1 小时。以此代餐。

2002 年 3 月 11 日二诊：于 7 日傍晚开始服药，夜间即觉得舒适，恶心、口渴、多饮均有所缓解。8 日晨起排成形大便一次，下午自行出院。9 日可食粥少许，面容较前稍有神色。3 剂药物分 5 日服完。刻下：仅余食欲不振，疲乏，舌之黄腻燥苔已退去，舌红绛，裂纹，少苔，予以一贯煎，去川楝子，加郁金、炒麦芽。北沙参 30g，生地黄 30g，当归 15g，枸杞子 15g，麦冬 30g，郁金 10g，炒麦芽 30g。5 剂，代煎。

2020 年 3 月 15 日三诊：服药以来情况进一步好转，精神佳，食量已增加不少，但仍疲乏无力，不能下地。舌质淡暗，无苔，裂纹。此阴血不足，且热去而阳伤之象显露。处以《金匮》肾气汤，熟地黄 30g，炒山药 30g，山茱萸 30g，茯苓 20g，泽泻 15g，牡丹皮 15g，肉桂 5g，制附片 6g。7 剂，代煎。

并嘱咐：扶其至床边或椅子坐着，以足踩地，既可预防血栓，也可促进下肢肌肉力量恢复。治疗至能下地行走，即完全康复。

按语： 大柴胡汤治疗急性胆囊炎、胆石症已属特效之法，方中加入南沙参、玉竹各30g，以益气养阴扶正，加入郁金、青皮、金钱草以加强利胆之效。雪羹乃叶桂之师王子接所拟定，具有养阴生津化痰散结之效，南方医家喜用之于温热病恢复期。《绛雪园古方选注》论雪羹一方云："羹，食物之味调和也；雪，喻其淡而无奇，有清凉内沁之妙。荸荠味甘，海蜇味咸，性皆寒而滑利。凡肝经热厥，少腹攻冲作痛，诸药不效者，用以泄热止痛，捷如影响。"近代名医陈苏生用之作为胆结石胁痛阴伤之食疗方，何绍奇用之润肠通便，参考上述诸家经验而选用此食疗之方。二诊时实热内结已消除，余热阴伤成为主要问题，故选用一贯煎养阴加郁金利肝胆、麦芽醒脾胃。三诊时热全退，阴伤未复，阳伤之象已露，故用金匮肾气汤阳中求阴，肾气汤又可通过补肾增加下肢力量。

【治疗小结】

经药食调养，外祖父体力渐渐恢复，于三月下旬开始拄杖缓步，又经1月恢复如病前，步履稳健。外祖父之舌象变化颇为典型，可惜历时较久，资料无存，其初始之舌红苔黄而干，服大柴胡汤过程中，黄苔渐渐退去，无苔处则仍红而有裂纹；最早设想之第二方是用麦门冬汤，但其恶心干呕症状已经完全消除，故使用了一贯煎，经此方养阴治疗后舌象之红转为淡，而裂纹和少苔仍未恢复，此为热去阳伤阴精未复之象，重用肾气汤而痊愈。

附：二次复发治疗方案

同年 9 月上旬，外祖父再次出现呕恶不食数日，午后发热 38.5℃左右，二便如常，考虑胆囊炎复发，查舌苔白腻，予三仁汤加味。杏仁 9g，白豆蔻（后下）5g，炒薏苡仁 30g，法半夏 9g，厚朴 10g，竹叶 15g，滑石块 30g，通草 10g，佛手 9g，郁金 9g。一剂热退食进，二剂愈。写此稿时，外祖父方过完百岁生日，体健如昔。

咳嗽变异性哮喘告别了终身用药

【医案提要】

一位 47 岁的男性，外感高热后咳嗽持续不愈，被诊断为咳嗽变异性哮喘已经半年了，经用中医宣降肺气、温化痰饮、补益中气等治疗，很快症状消失，完全减停了西药，且疗效稳定。

【医疗背景】

笔者与这位大哥是在一次青联活动的聚会上结识的，彼此相谈甚欢。他精于魔术，体格健壮，了解到笔者是一名医生，便说起了近来被一种疾病困扰，每天咳嗽不止，伴有胸闷，快走或爬楼时伴有气短，入夜睡前咳嗽更加明显。笔者问了他起病的原因，他说去年入秋时得过一次"感冒"，高热反复十余日才好，此后就开始了无休无止的咳嗽。听闻描述，笔者便告知他这是得了"咳嗽变异性哮喘"，听到从中医口中说出这个准确的诊断他感到惊讶，他就诊过最权威的呼吸科，诊断的正是咳嗽变异性哮喘，而且再三嘱咐此病基本无法治愈，而且很容易演变为典型的哮喘，要坚持终身规律用药。他接着好奇地问道："中医对于这个病怎么治疗呢？是能缓解症状，还是彻底治愈呢？"笔者答："中医认识疾病的视角与西医不同，比如您的病在中医看来就是去年那次感冒引起的，我们中医给感冒又叫外感病，外感病后邪气伏留而未尽除，就变成了您现在的病症。通过中药治疗症状会逐渐缓解，但在服药的同时也要避免受寒、进食冷饮等，以保护脾胃和肺脏，最终使肺完全修复。"他非常认同中医的这个说法，便约定了给他治疗。

【医患困境】

患者平时特别爱好运动，打羽毛球每次可以打 4 小时，自从得了病之后就不能耐受这种剧烈运动了，西医又告知他可能变为哮喘，需要终身服药，而且用药数月以来症状缓解非常有限，患者自觉成了"废人"。从西医角度来说，咳嗽变异性哮喘是一种不典型的哮喘，以发作性胸闷和顽固性咳嗽为主要症状，发病的机制非常复杂，气道的变态反应性炎症是目前公认的机制之一。本病除了极少数年轻者、症状轻者能彻底治愈外，大多数需要终身规律用药维持症状稳定，避免疾病进展为小气道阻塞、肺气肿、肺源性心脏病。简而言之，目前西医无法治愈这位患者的病痛。这是现代医学所面临的困境。

【思维认知】

患者在去年入秋的高热之前，有一个明显的诱因，即剧烈运动后蒸桑拿大汗出，汗出后又饮啤酒等寒凉之物。《灵枢·邪气脏腑病形》曰："形寒寒饮则伤肺，以其两寒相感，中外皆伤。"《素问·咳论》曰："其寒饮食入胃，从肺脉上至于肺则肺寒。"患者的病即是剧烈运动大汗出，肺气耗伤，又经冷饮和外寒而发病，高热期间输液抗感染等治疗均伤阳气，使寒饮之邪伏留不去而发病。治疗之关键即在于温化寒饮，透解伏邪，笔者的老师刘清泉教授治疗肺系疾病经验颇丰，常用《金匮要略》茯苓甘草五味子干姜细辛汤加柴胡黄芩半夏治疗。笔者在学习《方剂学》时的方歌是"气降仍咳胸犹满，苓甘五味姜辛汤"，与患者的症状高度吻合。

【实战方案】

2021 年 12 月 22 日初诊：胸闷，活动耐量下降，胸骨后痒，干咳夜甚，平卧尤重。饮食及二便正常。舌体偏胖，舌暗稍红，苔薄白，脉沉略滑。处方予小柴胡汤、麻杏石甘汤、苓甘五味姜辛汤合方加减。柴胡 15g，黄芩 10g，浙贝母 20g，清半夏 15g，生麻黄 9g，杏仁 20g，生石膏 15g，炙甘草 15g，茯苓 60g，干姜 15g，五味子

10g，细辛9g。7剂，水煎服，日1剂，早晚温服。

2022年1月1日二诊：初诊方服用当晚咳嗽即缓解（患者抄方开药时医生私自减量为清半夏9g，苦杏仁10g，茯苓45g，细辛3g）。目前主症为咽部不适，胸闷噎塞中午明显，偶有轻浅咳嗽，舌象同前。上方去浙贝母加南沙参、桔梗。柴胡15g，黄芩10g，南沙参30g，桔梗15g，清半夏15g，生麻黄9g，杏仁20g，生石膏15g，炙甘草15g，茯苓60g，干姜15g，五味子10g，细辛9g。7剂，水煎服，日1剂，早晚温服。

2022年1月13日三诊：患者自6日晚间开始服用二诊方，8日即兴奋地告知，服用4次后感觉症状顿除，直接停用布地奈德（一种表皮激素）和孟鲁司特钠。刻诊无不适症状，嘱原方继服7剂。

2022年1月23日四诊：患者1周前在南方度假时曾得急性胃肠炎一次，期间胸闷气短症状有所反复（★第一次反复）。刻诊：午后有胸骨后噎塞不适，闻异味时症状明显，无咳嗽，饮食、二便如常。舌红少苔，右脉沉滑，左沉数。处方予茯苓杏仁甘草汤合六味地黄汤加味，茯苓60g，杏仁30g，生甘草20g，熟地黄30g，炒山药30g，山茱萸30g，泽泻15g，牡丹皮15g，炮姜10g，炒白术30g，当归20g，全瓜蒌30g。7剂，水煎服，日1剂，早晚温服。

2022年2月2日五诊：服药7剂后自觉已痊愈，遂应朋友之约打羽毛球，持续3小时剧烈运动汗出，症状出现反复（★第二次反复），表现为呼吸时气道刺痛感、胸闷噎塞憋气。嘱原方再服7剂。

2022年2月9日六诊：胸闷噎塞症状有所好转，但未完全消失。处方予阳和汤合苓甘五味姜辛夏杏汤加减，鹿角霜30g，肉桂10g，生麻黄9g，熟地黄30g，白芥子10g，干姜15g，当归30g，桑白皮30g，杏仁20g，五味子15g，茯苓30g，细辛6g，法半夏15g。7剂，水煎服，日1剂，早晚温服。

2022年2月15日七诊：患者诉服药4剂诸症状已经消失。嘱原方再服7剂。

2022年2月27日八诊：患者原本无症状，2月15日元宵节晚餐饮用啤酒后，再次出现胸闷憋气，晚上会因呼吸不畅而憋醒，憋气严重时会伴有头晕（★第三次反复），患者对于病情之反复深表担忧。舌象脉象基本同前。处方予小柴胡汤合麻杏石甘汤加味，柴胡20g，黄芩15g，法半夏15g，党参30g，桔梗15g，生麻黄9g，杏仁30g，炙甘草15g，浙贝母20g，紫苏子20g，厚朴20g，生石膏（先煎）20g，干姜10g，防风10g。7剂，水煎服，日1剂，早晚温服。

嘱患者：症状出现反复是正常的，不必太担忧。天气的变化，饮食的失当，或者新发感冒等，都可能会导致症状略有反复。及时调方治疗即可。其实在最早那次就诊时即提到了合理饮食，规律作息，避免冷饮和劳累受寒，只是"事非经过不知难"！

2022年3月6日九诊：仍有轻微憋气，轻微头晕，大便不成形，排便不畅，舌淡暗，舌底络脉略瘀滞，脉沉略滑。予补中益气汤合苓桂术甘汤加味善后：生黄芪60g，党参30g，当归30g，炒白术30g，陈皮10g，升麻10g，柴胡15g，炙甘草10g，桑白皮30g，五味子15g，干姜20g，茯苓30g，桂枝10g。7剂，水煎服，日1剂，早晚温服。

2022年4月3日十诊：服用上方期间病情稳定，仍不能耐受剧烈活动。诉胸骨右侧深部不适，似灼痛及憋闷感，进食后可缓解。饮食、二便、睡眠均正常。舌淡红，苔薄润，脉沉滑略数。予血府逐瘀汤及龟鹿二仙胶善后。

血府逐瘀汤加减：生黄芪60g，党参30g，当归20g，生地黄20g，桃仁15g，红花10g，赤芍15g，枳壳10g，炙甘草10g，柴胡15g，川芎10g，桔梗10g，怀牛膝15g，法半夏9g。7剂，水煎服，日1剂，早晚温服。

龟鹿二仙胶：人参片500g，枸杞子500g，鹿角胶250g，龟甲胶250g。

将龟鹿二胶以黄酒浸泡备用，人参、枸杞加足量水浸泡软透，大火烧开后转小火煮三小时，四层纱布滤去药渣，小火煨之，依次加入蜂蜜 250g，冰糖 100g，鹿角胶、龟甲胶烊化收膏。每日晨起及睡前，空腹冲服 30ml。

按语：本病治疗温化寒饮贯穿始终，苓甘五味姜辛汤、茯苓杏仁甘草汤、苓桂术甘汤均是根据症状不同而选用的温化寒饮方。使用柴胡、黄芩、半夏是透解少阳之邪，气道咽喉诸孔窍属于少阳经范畴；使用麻杏石甘汤是宣降肺气。然治寒饮之根本，终究要使脾肾阳气恢复，四诊之六味地黄汤加炒白术、炮姜，六诊之阳和汤、九诊之补中益气汤，均为补益脾肾巩固根本之义。最有趣者为患者的三次复发，堪称教科书式的发病，第一次腹泻伤脾阳而症状反复是母病及子，第二次剧烈运动汗出反复是汗出耗气以及隐形的受寒伤肺，第三次是隆冬季节饮啤酒发病乃冷饮伤肺。经对症治疗均得到缓解，最终治愈。

【治疗小结】

本例患者治疗取效非常迅速，服用初诊方一剂便咳嗽顿止，但彻底治愈经历了很长时间的调治，除了药物治疗，还要注意生活作息，避免受寒、进食生冷，避免感冒，一旦感冒要及时服药治愈，以巩固治疗成果。急性病，病程短，祛邪即可速愈，本病之病情迁延已转为慢性，则需要假以时日，医患双方密切配合，持之以恒，才能彻底治愈，避免演变为哮喘终身用药。

附：中药与肝损伤

该患者治疗四诊后成功撤减西药，赴原确诊医院复查，检查了肺功能（**按**：使用激素布地奈德期间复查无意义，故停药数周后复查）、血常规、生化和肝脏的超声。B 超显示脂肪肝，笔者注意到生化结果除了显著的高脂血症外，还有肝酶的升高（谷丙转氨酶 117U/L，谷草转氨酶 47U/L）。从笔者的医疗经验来看，肝酶的升高与脂肪肝相关，但出于诊疗的慎重和中医的谦虚，笔者还是提出了肝功能的异常不能除外中药的影响，并告知此前服用的药物中半夏、细辛、杏仁这些疗效显著的药物都有一定的毒性，需要引起我们的重视。患者随即有些紧张，为了使患者释然，笔者进行了如下的解答。

单从转氨酶升高来说，不停中药的话，不好判断是不是中药引起的。但从整体治疗来说，目前中药是很关键的。建议：①中药不停，1 周以后复查转氨酶，看它的变化趋势；②如果没有继续增高，维持现状，就 2 周后再复查监测；③如果下降，那就更好；④如果升高非常明显，再制订新方案，但这个概率太低。

中药和西药一样会有毒性和不良反应，这是我们现代中医都懂的，也是不容回避的。中药的毒性来自 3 个方面，第一是药物本身的毒性，这个我们在学习《中药学》时会学到，比如附子、半夏、乌头、细辛等，这种我们心知肚明的毒性是非常好控制和避免的；第二是药物种植中的农药和重金属残留的毒性，这是临床医生无从得知的；第三是患者的个体差异如代谢缺陷，肖小河教授的一项重要研究发现，何首乌引起肝毒性的人群存在一种共性的基因缺陷。

在进入西医院结识大量西医同道之前，笔者对于中药的肝肾损害问题并未引起太多重视，更多觉得是一种诽谤。在友谊医院 ICU 学习时才了解到，西医同道之所以谈中药色变，是因为他们遇到过很多吃"植物药"导致严重肝损伤，最终死亡或需要肝移植才能续命的人。再仔细了解发现这些病例中与规范的中医诊疗相关的不足十分之一，大多是服用了非中医专业医师开具的非西药的成药。还有一部分是听信民间偏方，或者自行采药服用，最常见的是误把一种可引起肝动脉闭塞的"土三七"当作正品三七服用，最终走上肝移植之路。曾有一位同乡出现一小块斑秃咨询于笔者，告知不用治疗，数月之后又咨询笔者时发来一张巩膜黄染的照片，笔者告知速去住院并询问是否吃特殊东西，其坚决否认。过了半天同乡回了电话，想起来数月前偶然去药店谈起斑秃，卖药者告知用何首乌泡水可以生发，竟依法服用数月。好在经过住院月余，肝损伤完全恢复。

还有一例原因难明的肝损伤，是一位独立行医的校友咨询笔者的，校友师弟医术精湛，所在门诊的中药饮品质量绝对上乘，治一位小孩抽动症，间断服药3月余，处方中偏性较大也就半夏、胆南星、黄芩片而已，患儿服药期间已经出现疲乏症状，最终黄疸如"小黄人"。笔者宽慰之停药规律治疗，大多数可在数月完全恢复，不必过于担忧，患儿于专科医院治疗后最终康复。对于服用中药1～2周即出现严重肝损害的也时有出现，但是概率极小，这种常见于皮肤科和风湿免疫科就诊的患者。

笔者在治疗疾病时，对于需要服药3月以上者，均会嘱咐患者择期复查一次肝功能，如完全正常即数月一查。如果治疗的是西医同道及其亲友，只要提一句，他们就会做到"宁多毋少"的复查。毒性不可怕，只要我们意识到它，就完全可以避免无法逆转的医疗损害。现在的医疗环境，中西医就诊都非常方便了，给患者讲清楚了其间利弊，大都能明白复查肝肾功能的意义，而且患者会因医生的客观公允而增加治疗的依从性，疾病好得会更快一些。

曲曲折折一个月才治好的发热

【医案提要】

笔者的同事，男性，32岁，因为发热4天不愈求助，笔者自信治疗发热性疾病可"覆杯而愈"，但在给同事治疗的过程中，却迭经调和之法、芳化之法、清透之法、补益之法，治疗一月才痊愈。中医治疗发热最常见的是"一剂热退"，这位患者的治疗是否存在辨证不准呢，值得我们深入探讨。

【医疗背景】

时已深秋，同事于某个周六晚上打篮球两小时，汗出极多。周日即觉身酸痛，周一自觉着凉，晚上疲惫，凌晨发热、周身冷而酸痛，无鼻塞流涕症状，体温在37～38℃，服用感冒清热颗粒、连花清瘟、解热镇痛药物等，汗出热可暂退，退后复起。近来脾胃欠佳，进食冷物则胃中胀满，肠鸣辘辘，自服解表化饮汤药2天。但第四日仍有低热，体温37.5～37.9℃，怕冷，身酸，无食欲，口唇干不欲饮水，大便不成形，遂请笔者处方。笔者以为是普通的外感夹水湿之邪，经多次发汗、凉药治疗，使阳气受损，水湿之邪弥漫，只要温化水湿兼以扶正解表，便可速愈。

【医患困境】

第一重困境是同事自己治疗未能如往年一样速愈，在COVID-19 大流行期间的反复发热，对工作和生活会带来极大困扰；第二重困境是笔者以为可以一剂速愈，但治疗了 20 天仍未痊愈，这是笔者作为接诊者遇到的困境，笔者怕耽误了同事的病情，建议其至最好的感染科就诊；第三重困境是最好的感染科最顶尖的专家，经过广泛筛查病原考虑是"未知的病毒感染"，没有特效治疗药物。

【思维认知】

同事发热两天不愈后，自行使用解表化饮汤剂治疗，他的辨证思路和笔者是一致的。唯一的区别是，笔者对于病机的演变描述可能更加"有板有眼"一些，指出了过汗伤阳伤正气（用党参 30g 解决）、寒凉助湿（用平胃散解决），用药力度会大一些。辨证是没有错误的，普通的感冒或者症状稍重一些的流感，经此治疗基本就能痊愈。但是经 2 次处方、治疗 3 天，疾病未能如期而愈，笔者开始考虑这是一个"别样的疾病"，便做了检查，但新型冠状病毒核酸筛查均为阴性，血常规也正常，笔者便放下顾虑继续治疗。又处方两次对症治疗10天，症状在似愈未愈之间，笔者以为就此会缓慢痊愈，但同事值夜班之后又出现低热。笔者开始对于"病的未知性"感到恐惧，再三建议他去最知名的感染科就诊，明确诊断。知名专家经验丰富，见多识广，轻松研判属于一种"病毒感染"，为了明确是何种病毒，进行了病原的广泛筛查，并建议等待结果期间继续服用中药。专家既然认为病稀松平常，笔者便再次树立治疗的信心。笔者看到复查白细胞为 $2.31 \times 10^9/\text{L}$，B超可见颈部多发肿大淋巴结，在全身状态有所改善的情况下白细胞出现了下降，说明病情仍在进展，开始重视祛邪治疗，1周后去感染科复诊白细胞竟然进一步降至 $1.87 \times 10^9/\text{L}$，开始重拳出击，扶正与祛邪分两方交替服用，全力攻克疾病。每一个转折点的西医辅助检查，对于制订本病例的治疗策略意义重大。

【实战方案】

2020年10月16日初诊：低热夜甚，体温37～38.1℃，恶寒身酸痛，不饿不渴，肠鸣辘辘，大便溏，舌暗紫，苔薄白腻，脉沉细。治以温化水湿，和解透热，予小柴胡汤合平胃散、麻黄汤。柴胡20g，黄芩10g，法半夏15g，党参30g，炙甘草10g，生麻黄9g，苍术30g，桂枝10g，厚朴15g，陈皮10g。加生姜10片、大枣（掰开）6枚。

2 剂，水煎服，1 剂分 4 次服用，服药后啜粥、温覆休息，助汗。

2020 年 10 月 18 日二诊：服药后凌晨曾得畅汗，恶寒身酸痛缓解，偶觉发热，体温 37.4℃，食欲稍有好转，不口渴，不咽痛。舌淡暗，苔薄白腻，脉沉细。治以芳香化湿，予三仁汤。杏仁 10g，白豆蔻（后下）5g，生薏苡仁 20g，法半夏 6g，厚朴 9g，通草 3g，竹叶 10g，滑石 20g。1 剂，分两次服用。

2020 年 10 月 19 日三诊：夜间仍觉发热，体温 37.9℃，醒后已无不适，食欲进一步好转，口仍不渴，舌暗紫，苔薄腻微黄。病非寻常感冒，经筛查后除外 COVID-19 感染，白细胞 3.74×10^9/L 属正常范围。治以芳香化湿，兼透郁热，予甘露消毒丹加减。白豆蔻（后下）6g，藿香（后下）10g，茵陈 15g，滑石块 15g，通草 3g，菖蒲 10g，蝉蜕 10g，连翘 9g，浙贝母 9g，射干 9g，薄荷（后下）6g，地骨皮 15g，炒栀子 9g。1 剂，水煎，分两次服用。

2020 年 10 月 20 日四诊：傍晚及午后觉身有微热，除此外已无不适。舌暗紫，苔白腻，脉细。治以调和营卫，淡渗水湿，待期自愈，予桂枝加茯苓白术汤。桂枝 10g，白芍 10g，茯苓 20g，苍术 15g，滑石块 30g，炒白术 15g，生甘草 10g。加大枣（掰开）3 枚，加生姜 3 片同煎。5 剂，水煎服，日 1 剂，分两次温服。

2020 年 10 月 26 日五诊：偶觉身热，测体温在 37.4℃，食欲尚可，大便成形。晨起舌苔白腻。脉弦。治以和胃扶正化湿以善后，予七味白术散。党参 30g，茯苓 30g，炒白术 20g，炙甘草 9g，木香 6g，藿香（后下）10g，葛根 30g，法半夏 6g。5 剂，水煎服，日 1 剂，分两次温服。

2020 年 10 月 30 日六诊：原以服上方病必痊愈，但值夜班劳累后，症状反复，发热再起，微觉恶寒，体温可达 37.8℃。仍有病邪潜伏，建议进一步筛查明确病原。舌淡紫，苔白腻，脉弦细。治以和胃化湿，兼导邪热外出，予李东垣升阳益胃汤加减。黄芪 15g，法半夏 9g，党参 10g，生甘草 10g，独活 9g，防风 9g，白芍 10g，羌活 9g，橘皮 6g，茯苓 10g，柴胡 9g，滑石 15g，炒白术 10g，地骨皮 15g。5 剂，水煎服，日 1 剂，分两次温服。

2020 年 11 月 5 日七诊：仅傍晚略觉发热微寒，但即使在不觉发热时，体温仍在 37～37.5℃。就诊感染科查白细胞 2.31×10^9/L 较前下降，B 超显示颈部多发淋巴结肿大。自觉症状虽然好转，但结合检查结果仍考虑有邪热内伏，治以芳香化湿清透伏邪，予甘露消毒丹合升降散加减。南沙参 30g，白豆蔻（后下）5g，藿香（后下）10g，茵陈 15g，滑石（先煎）30g，苍术 10g，黄芩 10g，连翘 15g，浙贝母 15g，射干 10g，薄荷（后下）5g，蝉蜕 10g，僵蚕 15g，片姜黄 10g，赤芍 20g。3 剂，水煎服，日 1 剂，分两次温服。并开始居家休息，遵感染科治疗方案，服用利可君片升白细胞。

2020 年 11 月 10 日八诊：食欲良好，大便正常。小便稍黄，体温同前。舌淡紫，苔白略腻，脉细。加大透解伏邪力度，予青蒿鳖甲汤加减。青蒿 20g，鳖甲（先煎）30g，连翘 15g，僵蚕 10g，蝉蜕 10g，赤芍 20g，丹参 20g，滑石（先煎）30g，藿香（后下）10g，生地黄 20g，黄芩 10g。5 剂，水煎服，日 1 剂，分两次温服。

2020 年 11 月 15 日九诊：服药期间，夜间周身可得畅汗，最佳体温 36.9℃，发病以来首次出现低于 37℃ 体温。11 月 11 日感染科复诊，在服用利可君 7 天之后查白细胞竟然降至 1.89×10^9/L。舌脉同前，治以扶正祛邪，重剂并投。两方交替服用。

处方一：青蒿鳖甲汤合升降散加减。青蒿 30g，鳖甲（先煎）30g，连翘 15g，僵蚕 10g，蝉蜕 10g，赤芍 30g，丹参 30g，滑石（先煎）30g，藿香（后下）10g，牡丹皮 30g。5 剂。

处方二：大剂量补中益气汤。生黄芪 90g，当归 20g，党参 60g，炒白术 30g，炙甘草 15g，陈皮 10g，升麻 10g，柴胡 10g，熟地黄 30g，炮姜 10g，鸡血藤 30g。5 剂。

2020 年 11 月 24 日十诊：近 1 周以来已无不适症状，

每次测体温均正常。11 月 18 日就诊感染科复查白细胞 3.78×10^9/L，已达正常范围。治以补气清热化湿之法善后，予李东垣补脾胃泻阴火升清阳方。党参 30g，生黄芪 30g，生甘草 15g，苍术 15g，炒白术 15g，黄连 6g，黄芩 6g，生石膏 10g，干姜 15g，升麻 15g，柴胡 10g，羌活 9g。7 剂，水煎服，日 1 剂，分两次温服。

按语： 综括十诊治疗，主要在处理化湿、透解邪热、扶正之间的关系。前二诊是当做寻常感冒治疗，三诊时短暂使用清热透邪热药物，但因患者自觉症状在逐渐好转，四诊至五诊又回到调理脾胃化湿治本为主，待正气强盛而痊愈。值班劳累后症状复发，患者虽然没有热邪的征象，但六诊开始关注祛邪，升阳益胃汤中加入滑石、地骨皮以导热透热。经西医检查后，明确仍有隐匿邪热潜伏，故七诊八诊专注透解邪热，自觉症状改善明显，但复查白细胞显著下降，淋巴细胞绝对值显著下降（图 11），考虑必同时大力扶正才能缩短病期，促进痊愈，祛邪与扶正两方交替服用后，疗效显著。

【治疗小结】

同事服用完第十诊处方后，未再服药，也未再出现病症反复。颈部肿大的淋巴结没有复查，必然随着症状的消失而痊愈了。当回看本病的治疗时有以下感想。

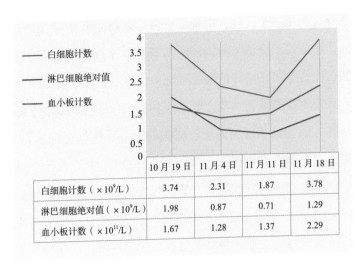

	10 月 19 日	11 月 4 日	11 月 11 日	11 月 18 日
白细胞计数（×10⁹/L）	3.74	2.31	1.87	3.78
淋巴细胞绝对值（×10⁹/L）	1.98	0.87	0.71	1.29
血小板计数（×10¹¹/L）	1.67	1.28	1.37	2.29

图 11　患者血常规关键数值变化

1. 早期是否能识别出本病难愈？很难，只能通过服药后的反应凭个人经验"模糊"地判断。但似乎有些迹象，如 10 月 19 日第一次血常规的血小板计数 167×10^9/L，血小板计数正常范围为（100~300）$\times 10^9$/L，但健康人多在 200×10^9/L。如果一个感染性疾病能导致血小板计数的下降，提示有入营血分的潜质，病情相对较重，如没有正确的治疗，病情会持续进展。

2. 是否存在辨证不准？从传统意义上来说，辨证是准确的，治疗也是有效的，但总是不能治愈。借鉴了现代医学检查结果后，治疗的靶向更加明确，辨证论治是技术层面的东西，辨证论治的结果并非严格的错与对（0 或 1）

之分，而是一个区间，准确率也许可以划分出 0—10 的范围。辨证论治应该与时俱进吸纳新的指标，所采集到的症状、体征越多，辨证论治的准确率也略高，疗效也越好。

3. 本病是从什么节点开始好转的？单从症状来看不好回答，因为症状时有时无，时轻时重。从指标更好回答，第一次测到正常体温是 11 月 15 日 36.9℃，从白细胞和淋巴细胞检测值的变化趋势来看，很支持 15 日为好转节点。但是如果关注血小板计数的变化，11 月 11 日白细胞最岌岌可危的时候，血小板计数已经出现了回升，这个感觉就像是冬至，虽然外界一派寒冷凋零，而阳气已经开始悄无声息地回升。临床的乐趣便在于此，使人如雾里看花，时而觉得很清晰，又时而琢磨不透。

4. 为什么要讨论好转的节点？因为临床医生无可避免地会评价自己用药的疗效，而这个疗效的评价经常是管中窥豹或盲人摸象，而且中西药之间会说不清，争不休，各说各有理。西医完全可以说疾病到期自愈了，也可以说利可君有效了，因为吃了 1 周开始起效，2 周达到最佳疗效，通过扶正治愈了疾病。中医可以说是用上大剂量补中益气汤力挽狂澜，因为用之前的白细胞跌到"冰点"，用完之后的复查已经正常了。而真相到底是什么？难以定论，笔者的倾向是血小板计数回升时，疾病开始好转。如同冬至时，阳气开始回升。

附：不明原因高热速效案

张某，女性，18 岁，2021 年 11 月 21 日就诊。主诉：发热 5 天。现病史：患者 5 天前无明显诱因出现发热，体温最高 39℃，先后就诊于 3 家医院，查血常规未见明显异常，胸 CT 未见炎性改变，甲乙型流感抗原检测均为阴性，此前接诊医生曾予以乐松（洛索洛芬钠片）退热、经验性使用左氧氟沙星、清热解毒类中成药治疗等。刻下症见持续发热 39℃，服解热药无效，自觉恶热，口渴，恶心，饮水不多，二便正常。询问近期生活起居得知，患者为高三学生，课业压力较大，每天写作业至凌晨 1 时。白细胞为 6.63×10^9/L，中性粒细胞占比 76.7%，淋巴细胞为 1.13×10^9/L，C 反应蛋白为 29.32mg/L。舌红苔薄黄腻，脉滑数。此冬温病，热郁气分，气阴两伤。处方予竹叶石膏汤合升降散加减（停用其他药物，仅服用中药汤剂治疗）。淡竹叶 20g，生石膏（先煎）20g，南沙参 20g，法半夏 6g，僵蚕 10g，蝉蜕 10g，芦根 15g，白茅根 20g，地骨皮 20g。5 剂，水煎服，日服 2 剂，每 6 小时服用 1 次。治疗结果：2021 年 11 月 25 日随访，患者服药当晚热度即减退，服药第 2 日热全退，诸症消失，已恢复正常上课。

按语： 患者发病节气为"立冬"，平素熬夜耗阴伤正，近感外邪，引动伏热，发为冬温。患者就诊时内热炽盛，故见高热、恶热、口渴，舌红苔黄脉滑数；热邪郁于肺胃故见恶心；患者平素课业繁重，熬夜，耗伤阴血，经反复解热药物治疗耗气伤津，故致气阴两伤。治疗选用《伤寒论》之竹叶石膏汤为主方，此方于益气养阴基础上清气分之热，合入升降散中之蝉蜕、僵蚕以宣达气机，配伍芦根、白茅根、地骨皮清热生津退热，芦根又可协同半夏止呕。服药采用增加频次的方法，6小时服用1次以增强疗效，最终快速痊愈。

用"反治法"缓解了季节性过敏

【医案提要】

患者是 27 岁女性，2020 年春季，出现了过敏性结膜炎、鼻炎症状，经师弟用特效的治过敏方后症状快速缓解。2021 年入秋后再次发作，师弟再用前法治疗无效，笔者改予疏风润燥而快速缓解。

【医疗背景】

2013 年暑假，笔者受邀作为指导老师参加了北京中医药大学的大学生社会实践活动，前往封丘义诊和社会调研，这位过敏的患者和给她治病的师弟是当时活动的组织者。师弟平素有过敏性结膜炎，义诊期间发病，双目血红，笔者予少泽、太阳刺血而解。但这个病会反复发作，每到春季更加明显，师弟后来成了笔者的同门，发奋研读医学，最终发现了治疗这种过敏性结膜炎的特效之方，每次发病用之"一剂知，二剂已"，并将处方分享于笔者。患者是管理专业，毕业后参军，多年未联系。2020年春季她首次出现过敏性结膜炎和鼻炎症状微信求诊，笔者便推荐师弟给她诊治，用"过敏性结膜炎特效方"（麻黄 3g，红花 6g，茅根 12g，炒薏苡仁 15g，川乌 6g，川芎 6g，木贼 9g）获得了满意的疗效。2021 年 7 月底患者再次出现喷嚏连连、清涕不止、眼痒，早晚较严重。自述"眼睛感觉是眼球底部痒得想抠出来挠"，咽部灼痛连耳，师弟予"特效方"加细辛 3g，附子 6g，辛夷 6g，防风 10g，黄芪 10g，炒白术 15g。3 剂无缓解。师弟又将患者推荐给笔者治疗。

【医患困境】

这种春秋季节的过敏，一般认为是对花粉过敏，西医会进行过敏原筛查，查清楚过敏原后，要求在生活中尽量避免接触过敏原，从而避免发病，在治疗用药方面基本没有好的方法。如果症状进展，由五官症状变为咳嗽喘息等呼吸道症状，便可参考哮喘治疗。西医对本病的认识存在不足，因为这些患者之前并不存在花粉过敏，花粉始终未变，变的其实是人的体质，避免接触花粉只是治标。

【思维认知】

患者曾服用特效方有效，如今无效，必是病证发生了变化。特效方治疗过敏性鼻炎和结膜炎的机制，笔者未曾探究，但以药物来推测，属偏于温散之方。既然使用温散之法无效，则考虑反其道而治，此谓反治法。时值初秋，温燥主令，反治之法首先考虑清凉润燥疏风。接下来则要详细诊查患者症状，是否适宜此法。笔者问了以下问题：①口渴吗？——偶尔觉干；②数一下脉搏频次（因微信诊治无法诊脉）。——每分钟92次；③发病后小便是否偏黄？——未留意；④喜欢吃凉吗？——不太喜欢；⑤容易拉肚子吗？——大便正常，很少腹泻。经过这些问诊可知，患者并没有明显偏热或偏寒，结合主症中咽部灼痛连耳和脉数，应该能够耐受清凉润燥治疗。

【实战方案】

2021年8月28日初诊：喷嚏、清涕、眼痒，咽喉连耳部灼痛，舌红苔薄白，脉数。自拟处方：荆芥穗9g，薄荷9g，防风10g，蝉蜕10g，滑石30g，炒栀子15g，赤芍20g，牡丹皮15g，夏枯草10g，桑叶15g，南沙参30g，百合30g。5剂，水煎服，日1剂，早晚温服。

2021年9月5日二诊：眼已不痒，清涕已止，遇冷空气时偶尔会打喷嚏1~2个。觉胸口闷，上段气管痒，微有干咳；睡前及晨起下腹阵痛。近三四天大便略稀，日2~3次，小便红褐色。舌淡红，苔薄白。予上方去寒凉之品合入苓甘五味姜辛汤：荆芥穗9g，薄荷9g，防风10g，蝉蜕10g，茯苓30g，生甘草15g，五味子15g，干姜15g，细辛9g，赤芍20g，牡丹皮15g，南沙参30g，百合 30g。7 剂，水煎服，日 1 剂，早晚温服。

按语： 初诊方中荆芥穗、薄荷、防风、蝉蜕 4 味疏风止痒；滑石、炒栀子、赤芍、牡丹皮、夏枯草、桑叶 6 味清热利咽喉；南沙参、百合养阴润燥。患者服用后诸症缓解，而咳嗽、便溏的寒饮症状突出，复诊方去掉寒凉之炒栀子、滑石、夏枯草、桑叶，合入善治寒饮咳嗽之苓甘五味姜辛汤。

【治疗小结】

患者服药后痊愈。《素问·至真要大论》病机十九条云"诸病水液，澄澈清冷，皆属于寒"，对于过敏疾患出现的清涕不止、喷嚏连连等，很容易判断为寒饮作祟，部分患者经用温化寒饮之方确可收效，但仍有部分患者需用清热之法。对于使用清热治疗的原理，笔者是在研习刘完素著作后搞懂的。刘完素临证注重"火热"邪气、注重"玄府气液"生理，治疗用药注重"宣通气液，流湿润燥"。刘完素举了治疗带下的例子"且见俗医治白带下者，但依近世方论，而用辛热之药，病之微者，虽或误中，能令郁结开通，气液宣行，流湿润燥，热散气和而愈；其或势甚而郁结不能开通者，旧病转加，热证新起，以至于死，终无所悟。何若以辛苦寒药，按法治之，使微者、甚者，皆得郁结开通，湿去燥除，热散气和而愈，无不中其病，而免加其害",又指出了服用温热药起初有效,继服无效的原理,"假令或因热药,以使怫热稍散者,而少愈者,药力尽则病反甚也。其减则微,其加则甚。俗无所悟,但云服之而获效,力尽而病加,因而加志服之,由是诸热病皆生矣。阳热发则郁甚于上,故多目昏眩,耳聋鸣,上壅癫疾。上热甚而下热微,俗辈复云肾水衰弱,不能制心火,妄云虚热也。抑不知养水泻火,则宜以寒,反以热药,欲养肾水,而令胜退心火,因而成祸,不为少矣,可不慎欤!"刘完素这些论述,均促使了笔者对于原来认为是"寒饮""寒证"的疾病的再认识。

久治不愈的大片斑秃

【医案提要】

患者是 34 岁女性，3 个月前因剧烈情绪波动，出现头顶部偏左后方斑秃，范围约 8cm × 10cm，经某私立医院予昂贵的养血填精中药治疗 3 个月无效。笔者先后予活血、散风通络、养血填精等治疗，经治疗 2 周后斑秃处开始有极细小绒头发生出，最终予膏方养血填精，历时半年痊愈。

【医疗背景】

患者是笔者姐姐的同学，7 年前曾罹患腰椎间盘突出症，医院建议手术治疗，患者不愿手术向笔者求诊，彼时笔者还是在读的医学生，予中药治疗 1 周即痛止，服药月余症状全消，此后再未反复。此次患者斑秃治疗 3 个月，所服用药物均是贵重的养血填精生发之品，但没有看到任何效果，再次联系笔者诊治。笔者询问了她的情况，生病的起因是暴怒，来诊时心境仍易起波澜，非常疲乏，头发油很多，面色黑，容易起油，大便干结不畅，脉沉弱无力。患者还自诉触摸斑秃处的头皮，自觉稍有肿胀，压之绵软。笔者告知她这个病发病迅速，但恢复需要很长时间，只要坚持治疗，一定可以治愈。笔者在跟导师出门诊的过程中，偶尔也会遇到严重且久治不愈的脱发患者，比她的情况还严重，经老师精心治疗6～12个月即能看到明显的效果，坚持治疗至1年能恢复正常。所以，笔者比较自信地向她解释了治疗的疗程。

【医患困境】

脱发关乎人的外在形象，像这位大面积脱发的年轻女性患者，会对病情格外担忧。情志刺激又是脱发的关键病因，对于病情的焦虑只会阻碍疾病康复，如果只是宣教患者保持心情舒畅，基本不会有效。西医对于本病分类细致，但治疗用药有限，多期待自愈。而中医通过辨证施治，办法较多。患者已经经历了3个多月的养血填精生发治疗无效，一般自愈性的斑秃患者3个月就开始自愈了，而她的斑秃处仍无生长迹象，可知治疗难度较大，需要使用非常之法以破困局。

【思维认知】

头发不能长出，如果是"养料不够"，应用补益治疗会好转，患者显然不是这种情况。土地可以生长万物，除了"养料"，还需要对土壤进行疏通，不经疏通，养料难以吸收运用，何谈生长？患者大便干结不畅，面部和头发油多，提示有"实证"的一方面，但脉又沉弱无力，提示有"虚"的一面，二者夹杂，需要妥善处理。治疗先以"疏通"为主，先用风药开其腠理（又可称为"通气络"）联合用血分药通其脉络（又可称为"通血络"），边疏通边补益，使气血流通，阴精得以上奉，头发自然可以生长。

【实战方案】

2019年10月13日初诊：暴怒发病。气短、疲乏、胸闷。头面部多油，面黑，便结。舌胖大，脉沉弱。处方予通窍活血汤加疏风之品。予羌活10g，防风10g，白芷10g，荆芥穗3g，茯苓30g，炒白术10g，生黄芪20g，炒白芥子6g，桃仁30g，川芎20g，红花10g，赤芍15g。加葱白6cm、黄酒100ml同煎。7剂，水煎服，日1剂，早晚温服。

按语：王清任通窍活血汤主治第一项为"头发脱落"，但其治疗的是经历重症感染消耗之后的脱发、头发不长，原文说"伤寒、瘟病后头发脱落，各医书皆言伤血，不知皮里肉外，血瘀阻塞血路，新血不能养发，故发脱落"，王清任也拓展到"无病脱发，亦是血瘀"。为后世治疗脱发开辟了新路径。本患者常法治疗无效，故用此方，但若从舌脉症状来看，并无丝毫血瘀之象。处方中羌活、防风、白芷、荆芥穗4味风药，取之开腠理以通气络；茯苓针对患者舌胖大而用，岳美中先生医案集中有"一味茯苓饮治发秃"之经验；炒白术、生黄芪针对舌胖、脉沉弱以健脾益气；后续药物为通窍活血汤，白芥子替代昂贵之麝香，葱白及黄酒原方中即用之。

2019 年 10 月 20 日二诊：患者诉，自触斑秃处头皮由原来的"宣腾""麻木不仁"状态变得紧致，服药无不适。头发及面部油多。舌胖大，脉沉弱。处方予通窍活血汤合大黄黄连泻心汤加疏风益气之品。防风 30g，白芷 20g，生黄芪 60g，炒白芥子 10g，桃仁 30g，川芎 30g，红花 10g，赤芍 30g，丹参 30g，酒大黄 10g，黄连 6g，黄芩 10g，侧柏叶 30g。加葱白 6cm、黄酒 100ml 同煎。7 剂，水煎服，日 1 剂，早晚温服。

按语：此诊方药思路同前，将防风、白芷、黄芪加量，均是通过增加单药用量以减少药物的数量，使处方显得精炼，主次清晰；侧柏叶与泻心汤是清热凉血以生发，刘渡舟先生《火证论》用大黄黄连泻心汤治"火郁脱发"。患者整体表现以虚证为主，但其头面油多、面色黑、大便不畅，均提示有火热夹杂之象。

2019 年 10 月 27 日三诊：斑秃处有极细小之毫毛，将欲破土而出。大便通畅，心情转佳。舌脉同前。仍本上方增加益气填精之品，防风 30g，白芷 30g，生黄芪 90g，炒白芥子 15g，桃仁 30g，川芎 45g，红花 10g，赤芍

30g，黄连 6g，黄芩 10g，侧柏叶 30g，羌活 15g，熟地黄 60g，酒山茱萸 30g，茯苓 60g。加葱白 6cm、黄酒 100ml 同煎。7 剂，水煎服，日 1 剂，早晚温服。

外治法：平时用梅花针扣刺局部，刺毕用鲜生姜片搽局部。

按语：经治 14 天斑秃处开始出现变化，极大地树立了医患双方的治疗信心，因为治疗脱发不怕长得慢，就怕长不出来，从无到有已是质变。此诊处方加了熟地黄、山茱萸补肝肾养精血，以促进头发生长。外治法加强通络之效。

2019 年 11 月 3 日三诊：细小毫发较前无明显生长。面色黑，头发及面部油多。大便欠畅，小便黄。舌体胖大略红，苔薄白，脉沉弱。处清热凉血利湿与益气养血活血二方，交替服用。

处方一：大黄黄连泻心汤、清震汤、茵陈蒿汤合方加减。生黄芩 15g，生侧柏叶 30g，川黄连 10g，白芷 30g，升麻 15g，荷叶 15g，麸炒苍术 30g，茯苓 30g，川芎 30g，紫丹参 30g，绵茵陈 30g，生栀子 10g，滑石块（先煎）30g。4 剂，水煎服。

处方二：通窍活血汤加益气养血散风通络。防风 30g，白芷 30g，生黄芪 90g，炒白芥子 15g，桃仁 30g，川芎 45g，红花 10g，赤芍 30g，川黄连 6g，生黄芩 10g，生侧柏叶 30g，羌活 15g，熟地黄 60g，酒山茱萸 30g，茯苓 60g。加葱白 6cm、黄酒 100ml 同煎。3 剂，水煎服，与处方一交替服用。

按语：患者服药 7 日，并未如预料那样，出现毫发的显著增长。患者服用黄连、黄芩并不觉得很苦，可见体内确有需清理之火热邪气潜伏。祛邪扶正同用一方，难免有掣肘之弊端，此诊调整方案，加大祛邪和扶正的力度，各拟一方交替服用。处方一以清热利湿为主，处方二以补益活血通络为主，且单药用量均有增加，如生黄芪用至 90g、川芎用至 45g。

2019 年 11 月 10 日四诊：细小毫发较前略见生长。仍诉气短、乏力、胸闷、大便欠畅。舌转淡红，苔薄白，脉仍沉弱。

处方一：大黄黄连泻心汤、清震汤、茵陈蒿汤合方加减。生侧柏叶 30g，川黄连 10g，白芷 30g，升麻 15g，荷叶 15g，炒苍术 60g，茯苓 60g，川芎 30g，紫丹参 30g，绵茵陈 30g，生栀子 10g，滑石块（先煎）30g，酒大黄 15g，酒黄芩 15g。4 剂，水煎服。

处方二：当归补血汤合七宝美髯丹加减。生黄芪 120g，酒当归 15g，枸杞子 20g，制何首乌 20g，菟丝子（包煎）30g，盐补骨脂 15g，黑芝麻 30g，炙女贞子 30g，墨旱莲 20g，炒紫苏子 10g。3 剂，水煎服，与处方一隔日交替服用。

按语：毫发已经开始生长，加强益气养血补肝肾力度。处方一基本同前，处方二全力补益，生黄芪用至120g，合入生发乌发之特效方剂七宝美髯丹，在补益群药中反佐紫苏子10g，以使补而不滞。

2019年11月17日五诊：细小毫毛较前明显生长，大便畅行，舌质淡红，苔薄白，脉沉。予益气活血之品合七宝美髯丹加减。生黄芪120g，桃仁30g，川芎15g，白芷30g，黄连6g，羌活15g，熟地黄30g，茯苓60g，制何首乌20g，枸杞子20g，怀牛膝15g，盐补骨脂15g，菟丝子（包煎）30g，滑石块30g。7剂，水煎服，日1剂。

梅花针扣刺、鲜生姜片涂搽同前。复查一次肝肾功能。

按语：经治疗毫发已开始生长，此时只需渐渐调补，以待时日即可。对于治疗用药开始做减法，由原来的两方改为一方，补泻兼施。因使用了具有肝毒性的何首乌，需要进行一次肝肾功能的检查，以明确患者对于何首乌的耐受情况。

2019年11月24日六诊：细小毫发同前，患者已无不适症状。检验肝肾功能完全正常。处方予血府逐瘀汤加减调和气血。生地黄30g，桃仁20g，红花10g，赤芍20g，炒枳壳15g，炙甘草10g，醋柴胡10g，川芎20g，苦桔梗 10g，怀牛膝 15g，羌活 15g，制何首乌 30g。加黄酒 100ml 同煎。7 剂，日 1 剂，早晚温服。

2019 年 12 月 1 日七诊：细小毫发生长状况同前，拟加用膏方缓慢填补精血，促进生长。

汤药处方：血府逐瘀汤加减。生地黄 30g，桃仁 15g，红花 10g，赤芍 20g，炒枳壳 15g，炙甘草 10g，醋柴胡 10g，川芎 10g，桔梗 10g，怀牛膝 15g，羌活 15g，南沙参 30g，熟地黄 20g，川郁金 15g，合欢花 10g。14 剂，黄酒煎药。

膏方：生黄芪 180g，党参 90g，生白术 90g，制何首乌 90g，川郁金 60g，生大黄 30g，白芷 45g，羌活 45g，熟地黄 90g，生地黄 90g，黑桑椹 90g，炙女贞子 90g，生侧柏叶 45g，川芎 45g，炙香附 45g，茯苓 90g，酒黄芩 18g，巴戟天 45g，酒山茱萸 90g，阿胶 150g。

诸药浸泡一夜，阿胶加黄酒浸泡一夜，诸药水煮 3 遍，四层纱布过滤，浓缩后依次加入阿胶、蜂蜜 250ml 收膏，每天睡前及早晨空腹服用 1 勺。

2019 年 12 月 15 日八诊：服药膏方及汤剂期间无不适，查舌稍有白腻苔。仍守方加化湿之品，生地黄 30g，赤芍 20g，炒枳壳 15g，炙甘草 10g，醋柴胡 10g，川芎 20g，苦桔梗 10g，怀牛膝 15g，羌活 15g，制何首乌 30g，茯苓 30g，炒苦杏仁 10g，藿香 10g，法半夏 6g。7 剂，水煎服，日1剂。

2019年12月22日九诊：细小毫发较前略见生长，余无不适症状，脉仍沉弱。予补中益气汤加减，生黄芪30g，党参15g，酒当归10g，炒白术15g，陈皮5g，升麻6g，醋柴胡6g，炙甘草10g，制何首乌15g，黑桑椹15g，生侧柏叶15g。7剂，水煎服，日1剂。

2019年12月29日十诊：症状同前，仍以补中益气汤加填精之品。生黄芪30g，党参15g，陈皮5g，升麻6g，醋柴胡6g，炙甘草10g，黑桑椹15g，生侧柏叶15g，紫丹参20g，炒苍术20g，菟丝子（包煎）30g，盐炒车前子（包煎）30g，覆盆子30g，滑石块（先煎）30g。加生姜3片。7剂，水煎服，日1剂。

2020年1月5日十一诊：细小毫发略见生长，患者近期排便欠畅。舌淡红，苔薄白，脉弦。予血府逐瘀汤加减，葛根30g，生地黄30g，当归10g，炒桃仁20g，红花10g，赤芍15g，炒枳壳15g，炙甘草10g，醋柴胡10g，川芎20g，苦桔梗10g，怀牛膝15g，防风15g，白芷15g。7剂，水煎服，日1剂。

按语： 六诊至十一诊汤药，主要以血府逐瘀汤和补中益气汤交替使用，前者理气血兼有凉血、补血、通便之效，后者补气以促进头发生长。在此期间持续服用膏方，故汤药处方中的剂量仅使用了常规剂量。

2020 年 1 月 19 日十二诊：斑秃，绒发缓慢生长，无不适症状。拟调和营卫，宣通腠理。处方予桂枝新加汤为主，桂枝 10g，白芍 20g，党参 15g，炙甘草 10g，大枣 15g，白芷 10g，枸杞 15g，羌活 10g，当归 10g。加生姜 6 片。7 剂，水煎服，日 1 剂。

【治疗小结】

患者十二诊后因 COVID-19 大流行，笔者于 1 月 27 日前往武汉协和医院支援重症危重症患者救治。嘱患者停服汤药，仅服用七诊时所拟之膏方，共计服用 2 料膏方，历时 3 个月，脱发恢复正常（图 12），嘱再服用膏方 1 料以巩固。

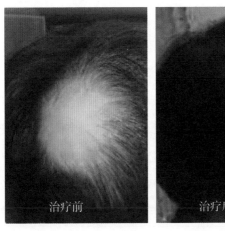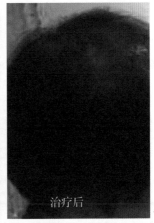

治疗前　　　　　　　治疗后

图 12　患者治疗前后对比

附：快速治愈的斑秃案

疫情带来生活方式的变化，工作的变化，有许多人不能适应而生病。一位 29 岁男性患者，疫情居家期间作息紊乱，1 周前晨起发现左侧后脑勺处有拇指大一片脱发。患者开始规律生活，目前饮食、睡眠、二便均正常。舌红，苔薄白。嘱咐患者疾病诊断很明确，斑秃的起因，与熬夜、不规律作息有关。坚持治疗能长出来，需要时间。服药起初半个月可能没有明显变化，然后会逐渐地在斑秃处的边缘，有细小的毫毛长出来。如此交流之后，缓解了患者的精神压力。患者病位在足太阳经，初诊予葛根汤合黄芪赤风汤加减 7 剂，服后斑秃周边开始长出细小毫发，恢复速度之快出乎意料；二诊舌苔稍转白腻，仍用调畅足太阳膀胱经气之方，予麻杏薏甘汤加味 7 剂；三诊斑秃已经开始全面生长，舌苔仍腻，予李东垣半夏白术天麻汤 7 剂，化湿的基础上补益气血促进头发生长；四诊斑秃已愈，患者诉之前检查尚有精子质量低下问题，至今未生育，予补肾填精之品 14 剂善后；五诊时患者妻子已怀孕，舌苔仍偏白腻，予清震汤加味 14 剂，隔日 1 剂以巩固疗效。患者舌象（图 13）及历次处方如下。

初诊：葛根 30g，生黄芪 30g，生地黄 30g，桂枝

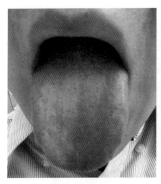 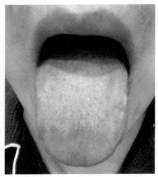

初诊舌象　　　　　　　　二诊舌象

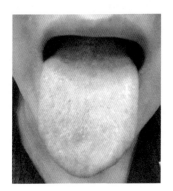

三诊舌象

图 13　患者历次就诊舌象

10g，生麻黄 6g，防风 12g，赤芍 10g，牡丹皮 15g，桃仁
15g，红花 10g，川芎 15g，白僵蚕 10g，炙甘草 15g。加
生姜 4 片、大枣（掰开）4 枚。7 剂。

二诊：苍术 15g，茯苓 15g，生麻黄 9g，生薏苡仁20g，杏仁 9g，炙甘草 10g，丹参 20g，川芎 15g，葛根30g。加生姜 3 片、大枣 3 枚。7 剂。

三诊：党参 10g，生黄芪 10g，黄柏 6g，神曲 10g，泽泻 10g，干姜 6g，白芷 6g，炒白术 10g，法半夏 6g，天麻 10g，茯苓 15g，炙甘草 6g，橘红 6g。7 剂。

四诊：熟地黄 15g，女贞子 15g，枸杞子 15g，炒白术 10g，党参 15g，炒杜仲 10g，炒山药 30g，山茱萸15g，菟丝子（包煎）20g，车前子（包煎）15g，巴戟天9g，羌活 5g。14 剂。

五诊：苍术 10g，荷叶 10g，升麻 15g，葛根 15g，熟地黄 15g，女贞子 15g，巴戟天 10g，羌活 9g。14 剂，隔天 1 剂。吃完停药。

按语：初诊使用葛根汤是受《曹颖甫医案》中诸医用桂枝汤治疗脑疽案之启发，曹氏引丁甘仁之论，"脑疽属太阳，发背属太阳合少阴。二证妄投凉药必死"，足见分经论治之妙。分经论治是中医治病的艺术之一，如果针对此部位之病尚无特效之方，可通过使用引经药实现药力的引导。此则斑秃医案使用葛根汤、麻杏薏甘汤，是用其调畅太阳经，开达腠理之效，对于传统意义上的"解表药""发汗药"之应用不断延伸，如李士懋之《汗法临证发微》、胡代禄之《医门八法》中汗法之精彩论述，均体现这一趋势。笔者的体会，用这些解表发汗方剂，可以借其走散之力无处不到，起到调整全身气机、改善微循环的效果。这是常规的活血化瘀药、理气行气药所不能达到的疗效。

医院让回家料理后事的老年肺炎患者

【医案提要】

这是一位 70 岁的老年男性患者，因肺炎在当地人民医院住院治疗 2 周无效，已走在呼吸衰竭和休克的边缘，医院认为病情已经难以挽回。经予麻黄升麻汤治疗 1 周后，病情改善出院，又守方服用 1 周，完全康复。

【医疗背景】

2022 年初接到亲戚的求助电话，她的婆婆的亲弟弟因肺炎住院，已经治疗 2 周，使用多种抗生素，病情没有改善，逐渐进展，血氧和血压已经不太好维持。医院认为已经没有住院的必要了，再治下去只是人财两空。笔者与患者之子通了电话，问明对方需要提供何种帮助，对方亦不知所措。当医生时间久了就会明白，很多的亲友求助只是需要找一个"懂医的朋友"判断一下，医院的说法对不对。为确保沟通的有效性，交流的第一件事就是搞清楚对方需要提供怎样的帮助。笔者提议不妨开几剂中药治疗一下，对方欣然应允。笔者问了大概的情况，并看了从微信传来的肺 CT（图 14）、心电监护（图 15）和患者的小

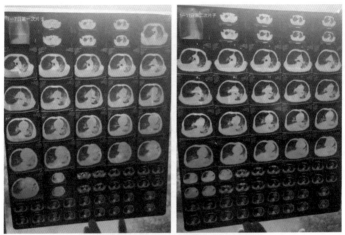

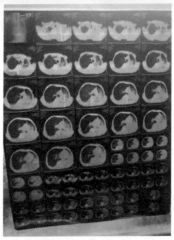

图 14　患者肺 CT 影像

视频、舌象（图 16）。对于病情大概了解，肺炎的范围很广，血压和血氧很低，如果是积极治疗早就该使用呼吸机和升压药物。患者神志尚清，但精神弱，面容呆滞，无力

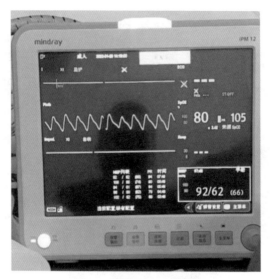

图 15　患者心电监护情况

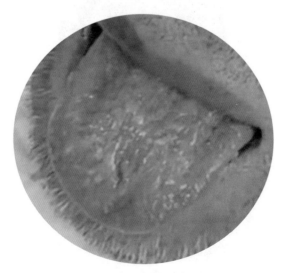

图 16　患者舌象

咳痰，发病以来未解过大便，体温一直不高。这个情况，中医治疗起来并不困难。笔者所了解的就是上述这些，至于其他的血常规、生化、西药使用情况、饮食情况等未再询问。

【医患困境】

体现在这个患者身上的医患困境非常显著，家属希望能救活患者，还不能接受患者就此死亡，但是当地最好的医疗条件已经不能满足家属的治疗需求。主管医生的困境是用了抗生素原本已经有效，为什么又复发？升级抗生素以后为什么不见改善反而加重？从患者的指标来看，已经严重低氧，生命垂危。即使用上呼吸机也是延长时间增加费用而已，对于治愈肺炎并没有帮助。所以，医生给出了最有良心的建议，回家料理后事，避免人财两空。

【思维认知】

本病例对于非 ICU 医生来说，属于非常危重的患者，随时可能死亡，对于缺乏危重症诊治经验的中医，开药时可能会缺乏底气，以抱着"死马当活马医"试一试的心态处方。鉴于此，笔者将从中西医的角度详细解说对于本病的思维和认知。

从西医诊断标准来说，患者肺炎面积大，低氧（又称Ⅰ型呼吸衰竭）已经达到了使用呼吸机的程度、血压也该使用升压药物了，足以诊断为重症肺炎，重症肺炎即使经 ICU 规范治疗，死亡率也很高，从西医 ICU 角度破解困局，是气管插管使用呼吸机，用上升压药物，升级抗菌药物，加强气道管理，气管插管、吸痰、气道湿化、拍背促进咳痰等护理，必要时还要让患者趴着，专业的称谓叫"俯卧位通气"，这些护理的目的是促进痰液排出，治愈肺炎的关键是能将痰液引流出来，其次才是使用抗生素。这些 ICU 的专业治疗，由当地的人民医院完成的可能性非常小（由患者严重低氧的状态下，只使用了鼻导管吸氧可以推知）。

中医来看患者属于"三阴病"范畴，发病以来从未出现发热，"无热恶寒者发于阴也"，但治疗的关键并不在于温阳，而是和西医治肺炎一样要促进痰液的引流，中药有化痰药物，西医有比中药更好用的化痰药物，这个患者一直在用着，所以中药的化痰治疗并非破解本病的关键。患者之所以不能咳痰，是因病情危重，精力不济，神情呆滞，体力衰弱，扶正醒神是促进痰液引流的关键，这与西医正好相反，西医插管使用呼吸机后需要镇静镇痛以确保患者配合治疗。当听到患者 2 周不大便时，很多医生会想到"肺与大肠相表里"而使用通下药物，这个时候需要管住自己的冲动，患者虽然2周未排便，但没有腑实证之苦，此时通便只能使医生心里觉得痛快，患者阴受其害。这时用药，要不以通便为目的，但通过全身治疗，使大便自然而然地排出，这是治疗的艺术。患者病情复杂，最终选用《伤寒论》中最复杂的汤剂麻黄升麻汤来攻克本病。

【实战方案】

2020年1月20日初诊：发病2周，体温正常，精神不振，痰多而难出，半月未解大便。予麻黄升麻汤合金水六君煎。党参30g，生麻黄9g，升麻15g，熟地黄30g，陈皮10g，当归15g，赤芍20g，生石膏20g，知母10g，黄芩15g，玉竹30g，天冬30g，茯苓30g，桂枝10g，炒白术20g，苍术20g，干姜10g，炙甘草15g。7剂，水煎服，日1剂。嘱咐患者家属立即买药煎药服用。

2020年1月31日复诊：患者服药后病情好转。嘱原方继服7剂，停药即可。

按语：患者精神不振、面色无华、舌象淡紫，属于虚证突出，处方以党参开头，取其补气扶正之效。麻黄升麻汤中之麻黄，具有醒神开窍之效。麻黄升麻汤全方中麻黄宣肺醒神；升麻解热毒；当归、赤芍、石膏、知母、黄芩、玉竹、天冬，养血养阴清热润燥；茯苓、桂枝、苍白术、干姜温中化饮；加入熟地黄、陈皮是取金水六君煎之义，通过补肾填精以减少痰饮生成之源。处方一反常态，使用 18 味药物之大方，是为了照顾到多方面病机，减少患者复诊调方之麻烦，凭此一方而彻底治愈。患者联系复诊时，笔者直接嘱咐原方继续服用，一个问题都没有问，连服完药之后如何起效，大便何日通行都没有问，只关注患者好了就可以了。笔者将这种习惯归结为 ICU 医生习惯——事了拂衣去，深藏功与名。患者最艰难的时候，神志已经不足以认得医生，神志好转到足以认识医生的时候，医生已经"很不耐烦地"把患者转出ICU 了。

【治疗小结】

患者于 1 月 30 日出院，次日即为除夕，未耽误回家团聚过年。3 月中旬随访，一切恢复正常。每当治完此类患者，脑海中都会浮现出一句药王孙思邈的"一方济之，德逾于此"。很多患者接受现代治疗已经陷入了困境，如果家属非常积极、医生水平足够高超、设备足够先进，会将疾病支持到支持不下去的那一天，以人财两空的结局收场，反而是一些医疗不太发达，家境不太殷实的地区，还能想到请中医治一治，这些地方大概是保留给纯粹的中医最后一块发挥起死回生手艺的地方吧。

附：骨折后坠积性肺炎起死回生案

许多年前治疗妻子家乡一位 80 余岁老人。老人因不慎摔倒，一侧股骨骨折，就诊于专科医院时，医生就手术治疗的风险与家属进行了详尽的沟通，最终家属选择保守治疗。对于老年人股骨骨折一般都提倡手术治疗，随着麻醉技术和骨折手术技术的发展，治疗本病已经非常安全，能出现骨折的老人说明都是可以走路生活自理的人，只有做了手术才有可能恢复到生活自理状态，如果不做手术只能卧床、患上肺炎，最终故去，大多数的生存期是半年。患者出院回家后卧床静养，月余出现肺炎，病情越来越重，每天咯大量的黄绿色的痰，食欲越来越差，渐至迷离状态。家属不忍看其痰声辘辘，询问可否有良策化痰。从传来的图像看到舌象是淡嫩舌，白腻苔，处以大剂量金水六君煎。熟地黄 60g，当归 30g，陈皮 15g，清半夏 15g，茯苓 30g，炙甘草 10g。服药之后，不唯痰量减少，食欲也开始恢复，老人竟然慢慢痊愈，且生活了多年，笔者遂在小范围享有了"起死回生"之虚名。我们一次回乡时还看望过他，虽然大多数时间老人只能坐在床上度过，但精神矍铄，谈锋甚健，还讲到早年在东北谋生，遇到熊瞎子

之类勇武往事。此必天生元气充沛，才能有后续金水六君
煎生还的奇迹。但在实地探访时能明显感觉到，这是家属
没有料到的结局。

四处求医廿年不愈的心悸

【医案提要】

患者是 76 岁男性，以心慌为主诉就诊，每次诊治时症状纷纭，叙述滔滔不绝，接诊医生尝试诸多方法无效，遂将患者推荐于笔者，经详细诊查属于水饮为患，经用化饮治疗，数年顽疾豁然而愈。

【医疗背景】

医生治病会遇到一些特别棘手的患者，甚至会祈祷患者下次别再来了，换个医生看一看吧，因为面对患者的苦痛和期盼而又爱莫能助，对于医生的心理是种折磨。这位患者便是让医生感到很折磨的患者，同门在推荐患者来找笔者就诊时并未提前告知，于她而言只是希望患者能放弃复诊。患者自诉患心悸 20 多年，每到夜里就会心悸得厉害，严重影响睡眠，他说他的父亲生前即有心悸，看了多个医生无效，最终被东坝一带有名的医生数剂药物治愈，据传这位医生是御医传人。患者看了不少西医，心电图做了无数，24 小时心电图也做过几次，没有发现异常，西医认为他没有病，是心理作祟。患者还容易有低血糖症状，突然饥饿大汗出，曾怀疑过心悸是低血糖引起的，但特意在心悸时监测血糖数次，血糖正常。看了中医专家也很多，养心、安神、镇静、疏肝、理气，诸法都尝试过了，没有效果。患者每次就诊时都会滔滔不绝地讲述上述经历，他期望能像他父亲一样遇见一位可以快速治愈他的医生。

【医患困境】

患者的困境显而易见，他自认为心悸很严重，但是西医查不出毛病，中药吃了无效。医生的困境是，查不出问题，无药可用，只是心理作祟。患者就诊次数多了就出现了以下局面：医生不待见他，觉得他没事找事；他对医生失望，觉得医生水平不行。

【思维认知】

对于这个患者如何破解呢？我们看病时不能听信患者的一面之词，被他的主诉症状所迷惑，更要看重医生的查体和辅助检查的判断。笔者先看了患者近期的24小时心电图，发现没有异常，笔者同患者确认过，做24小时心电监测那一晚上他也出现了和往常一样的心悸。笔者对患者所说的"心悸"表示怀疑，他所谓的"心悸"可能并不是真正的心律失常。我们开始了交流，笔者先让他尽情叙述，叙述得差不多时开始针对性地提问，提问时发现他不回答问题，只在强调自己的痛苦感受，有种不在一个频道的感觉，这是情志病的常见表现。笔者详细拆解他的症状：①什么时间段心悸？——后半夜多；②如何发现自己心悸，是心悸太严重直接醒来，还是醒来之后发现自己在心悸？——醒来以后发现心悸；③为什么会醒来？——因为夜尿醒来。将患者的主诉症状拆解以后便发现了症结所在，是水液代谢失常故而夜尿频，因夜尿醒来坐起，自觉心悸，颇符合水饮上冲之自觉悸动。

【实战方案】

2021年12月15日初诊：病经廿载，因夜尿醒两次，醒则觉悸，每夜均发作。易有低血糖、汗出。舌淡胖，苔薄白腻，脉滑数有力。此水饮为患，症若奔豚。处方予苓桂术甘汤合温胆汤加减，茯苓60g，生白术20g，桂枝10g，炙甘草10g，丹参30g，川怀牛膝各30g，竹茹20g，枳实15g，陈皮10g，法半夏9g，桃仁20g，红花10g。7剂，水煎服，日1剂。

2021年12月25日二诊：服药3剂后困扰患者多年的心悸消失。舌淡胖，苔白腻，脉滑有力。守方去桃仁、红花，加南沙参30g、灵磁石30g。继续服用7剂。

按语： 选用化饮之主方苓桂术甘汤为主，因脉滑有力且患者身体壮实，语声洪亮，属于实证，故合入温胆汤以化痰浊。怪病多痰且多瘀，故重用竹茹30g化痰，加入丹参30g化瘀，二药同用可以清心安神，桃仁、红花协助丹参活血化瘀。川牛膝、怀牛膝针对夜尿频数而用，具有通淋、补肝肾之效，对于小便的急迫、刺激症状有效。复诊时已经服药取效，故减少活血药，加入清补化痰之南沙参，脉象仍有力，故加入灵磁石30g以潜镇。

【治疗小结】

患者服药后痊愈。本病治疗难点在于破解患者的主诉症状，这是对于疑难病比较有效的方法，把难以入手的症状，通过详细的问诊辨析，拆解成我们所熟悉的中医元素。《金匮要略》内容丰富，有几篇所记述的症状繁杂，难以辨析，如"其人素盛今瘦，水走肠间，沥沥有声""假令瘦人脐下有悸，吐涎沫而癫眩，此水也""妇人之病，因虚、积冷、结气，为诸经水断绝……经候不匀，冷阴掣痛，少腹恶寒，或引腰脊，下根气街，气冲急痛，膝胫疼烦，奄忽眩冒，状如厥癫，或有忧惨，悲伤多嗔，此皆带下，非有鬼神"，其实可见于当今许多"神经官能症""抑郁症""焦虑症""精神分裂症"患者身上，《金匮要略》是克服诸多疑难杂症的利器，值得我们深入研究。

未能自愈的面瘫

【医案提要】

患者是 30 岁的男性，因为作息失常，罹患面瘫。在医院规律治疗 1 个月余无效，且有加重趋势，故寻求中医诊治，予以大剂量益气通脉快速治愈。

【医疗背景】

患者是笔者的硕士舍友的发小，我们相识不久即收到他的求助微信，他近几个月因为工作忙碌时常熬夜，1 个月前晨起刷牙发现口眼喎斜，漱口时漏水，半侧面部感觉不适，就诊于某三甲医院确诊为"面神经麻痹"，俗称"面瘫"，予以营养神经、激素、鼠神经生长因子及针灸等治疗。治疗 1 个月后，和他一样在门口候诊的病友们，有许多都开始痊愈了，唯独他的症状未见丝毫改善。这才想起中医朋友，希望能推荐一个擅治面瘫的中医专家。笔者便毛遂自荐，给他治疗。

【医患困境】

面瘫曾经被作为中医针灸的优势病种，在曾经广袤的农村和不甚发达的城市，面瘫的患者基于残存的祖上留下来的中医常识，都知道这是"受风"了，请一位中医先生，对于中医先生有没有医师资格证不会有人关心，只要能认穴位，可以扎针、拔罐就行，经过几次针灸，扭曲的面部就逐渐正常。但随着西医学越来越发达、普及，对面神经麻痹的认识越透彻，本病是由病毒感染神经发病，病毒感染都有自限性，通俗说就是"不治也能好"，由此中医针灸治疗面瘫的事就被批评得一无是处——扎不扎针都会好。这就导致了一种困境，西医没有动力再攻克本病，对于少数到了自愈期未能自愈的患者，只好从统计学角度"忽略"，在大数据面前的个体是卑微如草芥的。这位患者正值年轻还未结婚，格外重视外在形象，焦虑之情日增反而于病情不利。

【思维认知】

对于日久不愈之面瘫，祛风化痰等常规治法已难以胜任。患者病经一个月，病势有增无减，邪气固然应考虑，而扶正气更为重要。正气不足以祛邪外出，邪气日久入络脉，是本病的核心病机。扶正治疗应作为治疗的关键，其他凡是不利于扶正的因素应该予以清除，比如夹湿应化湿、夹瘀应化瘀、夹痰应化痰、夹热应清热，务必使补益扶正之治疗不被掣肘，避免出现所谓的"虚不受补""补益助邪"局面，确保络脉通畅。

【实战方案】

2018年3月29日初诊：患者一侧面瘫，面部感觉迟钝。面部可见散在痤疮，舌苔薄白腻，舌质红，查舌底红色更明显，脉沉取滑而有力。处方予黄芪赤风汤加味，生黄芪60g，忍冬藤30g，赤芍30g，防风30g，老鹳草60g，僵蚕15g，全蝎6g，白芷15g。7剂，水煎服，日1剂，分两次服用。

2018年4月7日二诊：面部放松状态时，外观已接近正常。用力鼓腮时仍可见患侧面部下垂，舌苔白腻，舌红，脉滑有力。处方予黄芪赤风汤加味，生黄芪60g，忍冬藤30g，赤芍30g，防风30g，老鹳草60g，僵蚕15g，苍术60g，生薏苡仁30g。7剂，水煎服，日1剂，分两次服用。

2018年4月16日三诊：鼓腮时仍有一侧无力，患者希望能加速疗效。服用前方无不适，舌红，苔白腻，脉滑有力。处方予黄芪赤风汤加味，生黄芪90g，忍冬藤60g，赤芍30g，防风15g，老鹳草60g，当归15g，苍术60g，生薏苡仁30g。7剂，水煎服，日1剂，分两次服用。

2018年4月22日四诊：鼓腮时面部略有异常，除此外无不适。舌脉同前。处方予黄芪赤风汤加减，生黄芪

120g，忍冬藤 60g，白附子 9g，防风 15g，老鹳草 60g，当归 15g，苍术 60g，生薏苡仁 30g。7 剂，水煎服，日 1 剂，分两次服用。

按语：四诊处方均贯穿了生黄芪、忍冬藤、防风、老鹳草四种（类）药物。前三诊中，生黄芪、赤芍、防风三味即王清任之黄芪赤风汤，"腿瘫，多用一分，服后以腿自动为准，不可再多。如治诸疮、诸病，或因病虚弱，服之皆效……能使周身之气通而不滞，血活而不瘀，何患疾病之不除"，此处选用黄芪赤风汤即取补气活血通络之效，患者面部痤疮、舌红、脉滑有力，均是内热之象，故在使用大量生黄芪时需要处理好兼症，避免助热，用忍冬藤清热解毒通络、增加赤芍用量至 30g 兼有凉血之效，随着热象缓解，三诊增用当归，四诊逐渐将赤芍过渡到当归，活血兼有补益作用。老鹳草是治风湿病之药，但治疗面神经麻痹属于拓展应用，成为我们临床治疗陈旧性面瘫的常用药。初诊、二诊方之全蝎、僵蚕是为通络，初诊白芷、四诊白附子，是针对白腻苔化湿化痰，同时可以祛头面之风，贯穿二至四诊之苍术、生薏苡仁，是因患者白腻苔显著，用以化湿。

【治疗小结】

患者服用完第四诊药物后，告知已经完全恢复正常，并要介绍他曾经的病友来医院找笔者诊治，被婉言拒绝，因为笔者在 ICU 上班无门诊，每次来诊都需要"破例"进入 ICU 医生办公室诊疗，为正常工作的同事带来不便。

附：急性面瘫速效案

受业同门之家人，男性，30 岁，因熬夜受风而患急性面瘫，使用腺苷钴胺营养神经、抗病毒和激素治疗，同时服用中药（小柴胡合麻黄附子细辛汤加减）、针灸，治疗 2 周症状仅有轻微改善，因恢复太慢求诊。刻下左眉可微抬，左眼睑闭合不全，左颊肌肉无法用力。舌微红苔薄白，脉滑而有力。予黄芪赤风汤合牵正散加味，生黄芪 90g，赤芍 30g，防风 30g，禹白附 10g，僵蚕 10g，全蝎 6g，竹茹 30g，忍冬藤 30g，生薏苡仁 30g，苍术 15g。患者舌脉提示有痰热之象，故加竹茹、忍冬藤、生薏苡仁、苍术，清化痰湿通络。服药 7 天，面部外观已基本恢复正常，左眼睑可完全闭合，但力量弱于右侧，可用手指轻易扒开。守方续服 7 剂而愈。此发病时间短，故起效迅速。

考牵正散出《杨氏家藏方》，列于中风方中，主治仅"治口眼㖞斜" 5 字，据余之临证体会，此方用于急性期较好，但需合方使用，若仅此三味药难以胜病，但未尝试按原法作散剂黄酒调服，原使用法或有殊效未可知。再论面瘫久久难愈，面肌麻木不仁，大剂益气通络乃首选之法，然须知络之不通，气虚血弱，固为其本，而痰湿之阻滞亦不可不祛。治疗亦有变法，笔者十年前实习于广安门医院风湿科，随冯兴华先生出诊，听其讲述治久不愈之面瘫 1 例，经四妙勇安汤守方 1 个月而愈。

服用激素无效的巨细胞动脉炎

【医案提要】

患者是 53 岁的男性，因头痛就诊于某医院，为明确病因进行了系统检查，最终病理证实为巨细胞动脉炎，予以激素治疗，治疗期间头痛症状改善不明显，口服激素带来的不良反应逐渐明显，经笔者辨证施治后予以潜阳治疗，症状快速缓解。后续出现激素相关胃部损伤及股骨头坏死，果断停用激素并辅助以中药终恢复正常。

【医疗背景】

患者是护士同事的父亲，偶然聊起近期就诊疗效欠佳的情况，询问是否可以服用中药治疗。笔者是首次听说巨细胞动脉炎这个疾病，告知可以使用中医方法攻克一下。本病属于风湿免疫病，在欧美地区相对常见，在我国研究报道较少。本病好发于老年人，头痛为最常见症状，表现为颞部、前额部、枕部的张力性疼痛、灼痛，有时可触及头皮结节或结节样暴胀的颞浅动脉等，眼动脉很容易受累而出现视觉异常，严重者会失明。本病以前又叫颞动脉炎，因病理表现为血管壁全层炎症细胞浸润、内膜增生、内层下弹力纤维断裂，显微镜下可看到多核巨细胞，细胞内含有多个细胞核且细胞较大，同时有肉芽肿形成，所以改称为巨细胞动脉炎。病变进展可出现胶原沉积、纤维化以及血管壁增厚、管腔狭窄，后期可出现继发性血栓。患者目前最主要的痛苦是头痛严重，视物模糊。

【医患困境】

本病属于风湿免疫病，使用激素是西医常规治疗方法，且一般认为使用激素后可短时间内控制症状，部分病例经规律服用激素会治愈，但本例患者经激素治疗后症状改善不明显，西医无计可施。患者从主治医生处获知本病严重，系统性血管炎，可进展，可引起失明，服药治疗月余无效，非常担忧病情。还有一重被笔者忽视的困境，患者的经治西医师听说患者同时服用中药撤减激素时，表示非常支持，医生对于患者进行了持续的随访，这是少有的开明情况。笔者以为医生会因疗效的显著而自然减停激素，便未再过问。数月后患者因激素并发症来诊，才得知医生认为好不容易控制了，不敢停用激素。因为在西医看来，病的改善与服用激素有很大关系，他无从判断中医在治疗中所起的作用，所以不敢停用激素。

【思维认知】

对于未知疾病，辨证论治是克敌制胜的法宝。辨，首先是思维认知之辨析。详细拆解患者头痛症状：①什么时间疼痛厉害？——午后、傍晚、夜间较重；②疼痛性质？——灼痛，跳痛；③每天疼痛程度相同吗？——劳累、外界环境嘈杂时，疼痛更加明显。通过拆解很容易发现，患者有"热象"存在，而且并非实热，更符合"阳气者烦劳则张"的阳气上浮的疼痛，结合脉之滑数有力，很容易得出"潜阳"治疗的方案。询问患者平素的脾胃情况，得知其平素怕食冷物，而激素治疗以来口渴思冷饮。通过问平时是否怕吃凉的来判断脾胃阳气情况，是笔者诊治患者的常规问诊，因中药都要经胃吸收起效，如果不知脾胃情况，易出现服药不适，或因偏温而上火，或因偏凉而导致纳差痛泻。

【实战方案】

2018 年 3 月 29 日初诊：巨细胞侵袭动脉发病，头部热痛、跳痛，午后及夜间甚，周身肌肉酸痛，疲乏无力，现用激素甲泼尼龙每日 12 片，疼痛控制不佳，红细胞沉降率仍居高不下，患者出现体胖、食欲亢进、高血糖、低钾等一系列激素并发症。一派阳亢之象，食欲亢进，口苦，连平素的脾胃虚寒都被掩盖了。舌嫩红，苔薄白，脉滑数有力。此肝阳化风入络，治以平肝潜阳通络，以观其效。自拟处方：生石决明（先煎）60g，生牡蛎（先煎）60g，夏枯草10g，川芎20g，丹参30g，竹茹15g，钩藤（后下）10g，茯苓30g，桑枝15g，桂枝15g，赤芍30g，川牛膝30g。7剂，水煎服，日1剂，分两次服用。嘱激素逐渐减量。

按语：笔者对于"肝阳化风入络"之认识经历了以下学习过程：曾读《施今墨临床经验集》见其用紫雪丹治疗痹证，整理者认为紫雪丹中含有麝香走窜，无处不达，止痛颇效；继读《孔伯华医案》治痹证亦多用紫雪丹，从整理者的行文来看认为孔伯华是取其清热通便作用；又读《言庚孚医疗经验集》见其治痹证有"肝阳化风入络"之论，顿悟得所谓热痹固然有实热、湿热入络者，亦可以有虚热、肝阳肝热之热窜入络中者，京城四大名医中两家都用紫雪丹治疗痹证，其实正是符合"肝阳化风入络"这个病机的。基于上述的思维认知，在接诊此患者时，从其疼痛时间、疼痛性质、脉象，很容易识别出"肝阳化风入络"，其素体脾胃虚寒，使用潜阳治疗比使用石膏类清热治疗更为稳妥。方中生石决明、生牡蛎重镇以潜阳；夏枯草、竹茹、钩藤清热以息风；川芎、丹参、赤芍、桑枝、桂枝通络止痛，川芎与桂枝止痛力强，但其性温热，故配伍寒凉之丹参、赤芍、桑枝；川牛膝引气血下行，茯苓顾护脾胃。且桑枝、桂枝、赤芍对于患者的肌肉酸痛类似于外感病表证的症状有治疗作用。

2018 年 4 月 13 日二诊：巨细胞动脉炎，口服甲泼尼龙每日 8 片。服上方 7 剂觉体力转佳，周身酸痛及头痛明显缓解。纳眠可，二便调。舌质淡暗，微红，苔白。脉右寸关浮，尺沉弱，左脉滑数有力，但较前已有减弱。现外感数日，鼻塞、牙肿、咽部少许黏痰。自拟方：桑枝10g，南沙参 30g，天花粉 15g，生甘草 15g，冬瓜子 15g，生石决明（先煎）30g，生牡蛎（先煎）30g，龟甲（先煎）15g，钩藤（后下）10g，丹参 30g，竹茹 30g，生地黄 30g，川牛膝 30g，怀牛膝 30g，白芍 30g。14 剂，水煎服，日 1 剂，分两次服用。

按语：处方中桑枝疏风通络，南沙参、天花粉、生甘草、冬瓜子针对外感之咽部有痰；生石决明、生牡蛎、龟甲、钩藤、竹茹重镇潜阳，平肝息风；患者头痛已明显缓解，故去掉温热之川芎、桂枝，仅保留寒凉活血通络之丹参；川牛膝、怀牛膝引气血下行，生地黄、白芍养阴血以治本，阴血得复则阳气易敛。

2018 年 5 月 12 日三诊：现服用甲泼尼龙每日 7 片，午后仍觉潮热，颈项部隐隐痛，状如外感。舌体胖大，舌色暗，苔薄白腻。双脉滑数有力，右关及左关尺明显。自拟方：桑枝 15g，钩藤（后下）15g，生石决明（先煎）

60g，生石膏（先煎）30g，夏枯草 10g，竹茹 30g，黄连6g，煅磁石（先煎）30g，生牡蛎（先煎）60g，生地黄60g，清半夏 9g。7 剂，水煎服，日 1 剂，分两次服用。

按语： 患者症状虽改善，但脉象仍滑数有力，提示热象仍在。单纯潜阳不足以完全解决，故加入生石膏、黄连以清实热，重用生地黄养阴血。酌用半夏温燥，是为反佐且护胃。

2018 年 6 月 9 日四诊：现服用甲泼尼龙每日 5 片。诸症大好，唯股骨头觉痛，经检查确诊为股骨头坏死。纳食多，口干多饮，二便调，午后心慌。左脉关弦，右脉关浮，双脉滑数之象已除。自拟方：煅磁石（先煎）30g，生牡蛎（先煎）30g，生龙骨（先煎）30g，生石膏（先煎）30g，桑枝 15g，丹参 15g，竹茹 20g，夏枯草 10g，川牛膝 30g，怀牛膝 30g，苏木 10g。14 剂，水煎服，日 1 剂，分两次服用。

按语： 股骨头坏死疼痛，故加苏木，苏木与自然铜配伍在阳和汤中，是笔者的导师刘清泉教授治疗股骨头坏死的特效方。患者病股骨头坏死初期，故稍微兼顾即可，重点在于及时撤减激素。

2018 年 11 月 3 日五诊：因股骨头坏死后，每日激素减量至甲泼尼龙 1.5 片维持（主治医生不敢停用）。自行停用中药 4 个月余，症状未反复，多次查红细胞沉降率均正常。午后觉颈后微痛不适。双目不清亮，心烦失眠，纳差，喜热饮。舌胖暗，脉数大而空。处方予酸枣仁汤加味，生石决明（先煎）30g，煅磁石（先煎）30g，丹参30g，茯苓30g，炒酸枣仁60g，川芎15g，生知母10g，炙甘草10g，桑枝30g，车前子（包煎）30g，女贞子30g。14剂，水煎服，日1剂，分两次服用。嘱停用激素。

按语： 原以为患者巨细胞动脉炎症状已解除，且出现股骨头坏死，激素早就减停。岂料仍在服用，故嘱咐停用。本次失眠症状突出，脉数大提示阳气不能潜降。故用生石决明、磁石潜镇安神，以酸枣仁汤养血安神。午后仍有颈部微痛，重用桑枝疏风通络止痛。对于双目模糊，重用车前子、女贞子明目。

2018年12月29日六诊： 激素已停用，巨细胞动脉炎症状未再反复。此前因治疗股骨头坏死长期服用阿仑膦酸钠，导致胃部损伤，本次因胃脘不适，时有泛酸来诊。中脘压痛，舌淡暗齿痕，苔薄白，脉左虚弦右关涩滞。予半夏泻心汤加减，法半夏15g，黄连6g，黄芩10g，炮姜10g，炙甘草10g，党参15g，佛手10g，郁金15g，海螵蛸30g，大枣10g，生姜10g。14剂，水煎服，日1剂，分两次服用。嘱停用激素，停用阿仑膦酸钠。

按语： 胃病因药而起，治疗先停西药以去除病因。患者此时激素已完全停用，所有与激素相关的"热象"均已消失，恢复到脾胃虚寒之原貌，以半夏泻心汤辛开苦降以和胃，加佛手、郁金理气止痛，重用海螵蛸止胃酸。

【治疗小结】

2022年4月随访，患者一切正常，未再服用任何药物。本病接受了中西医双重治疗，对于患者来说，只求病治好，不会讨论是中药还是西药起效的问题。但对于临床医生来说，要想进一步研究探索真理，必然要分出个彼此，而实际临床中各执一词，谁也说服不了谁。笔者常用的方法是，比拼思维和认知，如果有一方没有经过严格的思维推导、没有充分的证据支持推导过程，那么所用的治疗方案无异于"瞎蒙"，对于难治病来说，准确辨析尚难取效，通过"瞎蒙"而取效根本不可能。这个方法在ICU患者身上，非常好用，因为ICU患者的病情超复杂，线索很乱，必须有清晰的思辨（又称临床思维）才能理顺乱麻，才有可能取效。西医和中医一样具有思辨过程，只是他们没有使用"辨证论治"这四个字来概括这个过程而已。

中医帮助急性脑出血快速康复

【医案提要】

患者是 54 岁的女性，突发语言不利和一侧肢体活动不利，经 CT 检查证实为"右侧基底节区脑出血"，当即收入院输液治疗，同时使用中药续命汤，经治疗 24 小时症状开始好转，较同时住院者恢复迅速。

【医疗背景】

患者是笔者的一位同学的亲属，发病第一时间即向笔者求助。2021 年 4 月 20 日患者"突发左侧肢体活动不利伴语言不利"，到达急诊时发病刚 1 小时，头部 CT 提示右侧基底节区脑出血（图 17）。患者既往高血压 1 级，脑

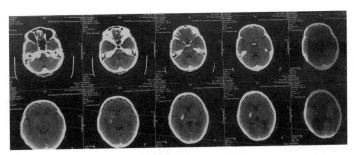

图 17 患者头部 CT 影像

梗死，遗留左手麻木。以"脑出血急性期"为诊断入院治疗，西医治疗予静脉滴注甘露醇脱水减轻脑组织水肿、醒脑静醒脑开窍等治疗。笔者建议马上使用中药，以增强疗效。

【医患困境】

脑出血的西医治疗技术在不断提升，针对脑出血病灶来说，西医目前已经没有什么治疗困境可言。血肿较大时，通过 CT 精准定位予以微创引流，直接就缓解了血肿对于脑组织的压迫，只要患者的基础状态较好，能够耐受手术即可。但对于不适宜手术者、不能耐受手术者、手术后出现肺炎、胃肠功能障碍等并发症者，则需要综合治疗以取效，中医药可以在多个环节发挥不错的疗效。本例患者出血量很小，只要不再继续出血即可取得疗效，假以时日血肿吸收也就好了，但对于西医来说，这个过程是个被动的过程，中医药可以主动出击，促进血肿吸收和脑组织修复，这个既有基础的研究也有临床的研究证实。如果说对于中医治疗有何困境，那可能是医生对于使用麻黄剂心有顾虑，担忧辛温走窜会加重出血，此为杞人忧天，完全可以通过科学分析破解疑惑。

【思维认知】

脑出血、脑梗死都是中医的中风病，二者在西医看是不同的疾病，要用不同的治疗方案。中医不以出血和梗死区分，而是根据症状区分，两个患者一个是梗死一个是出血，如果二者表现出的症状是一致的，那么就可以用一样的处方。对于中医治疗来说，通过症状区分中脏、中腑、中经络，远比区分病灶部位，病灶性质是出血还是梗死，更显得重要，这个过程被称为"辨证论治"。这是延续了中医诊疗传统，目前来看仍然具有显著的临床优势，但未来随着西医治疗的更加精细化，中医辨证论治的临床优势会逐渐受到挑战。

【实战方案】

2021年4月20日初诊：患者神志清楚，精神弱，言语不清，左侧肢体不利，坐起后头晕，无头痛，食欲欠佳，无口干口苦，2日未大便。血压最高160/90mmHg。舌暗，苔薄白腻，脉弦。处方予《古今录验》续命汤加味，生麻黄9g，桂枝15g，杏仁15g，炙甘草10g，当归20g，川芎15g，干姜9g，生石膏20g，红人参9g，清半夏15g，胆南星9g，菖蒲15g。3剂，颗粒剂，24小时内服用两剂。

按语：患者属于中风病之中经络，外有六经证形，内无二便阻隔（虽2日无大便，但无所苦，故非内结之征），治疗应散风通络。续命汤为治疗中风病经典名方，患者精神弱、疲乏，虚弱症状突出，故使用人参而非党参。患者舌苔白腻，故加入清半夏、胆南星、菖蒲以化痰浊开窍。24小时服用2剂，是急症救治常用方法，是谓之"以知为度"。

2021年4月22日二诊：患者于4月21日15时开始服用，22日11时已服用上方一剂半，言语明显好转，左上肢可持物，坐起后无头晕，仍无大便，未诉其他不适。服药得效，守方续服，仍予《古今录验》续命汤调整药物剂量如下。生麻黄15g，桂枝15g，杏仁15g，炙甘草10g，当归20g，川芎15g，干姜9g，生石膏20g，红人参9g，枳实20g，胆南星15g，菖蒲15g。颗粒剂，7剂，每日1剂。

按语： 因改为每日服用1剂，故将单味药物用量增加。始终未用通便药，患者4月23日大便通畅，是全身气机调畅的表现。此后诸症进一步减轻。守方服用至4月27日，除言语略缓慢外，诸症皆消。住院期间完善头部磁共振检查，出血吸收、未见血管异常。

2021年5月16日三诊：患者于5月8日痊愈出院。其主管医生认为，患者明显较其他同等程度脑出血患者恢复快。出院后自觉左侧肢体沉重，以补阳还五汤善后。生黄芪60g，当归尾10g，川芎10g，桃仁10g，红花10g，赤芍15g，地龙6g。7剂，日1剂。

【治疗小结】

患者出院后一切正常，2021年入冬诉下肢乏力，体力较脑出血前下降。时值冬令，适宜填精进补，予地黄饮子熬制膏方服用。

患者四次就诊舌象见图18。对于续命汤用于脑出血的顾虑，笔者试着从另一个角度阐释它的配伍原理——气机的升降出入。《黄帝内经》云："出入废则神机化灭，升降息则气立孤危。故非出入则无以生长壮老已，非升降则无以生长化收藏。是以升降出入，无器不有。"中风为病，病势越重则其气机之有升无降越甚，降其上升之势固然可以选择潜镇，然不恢复气机原有之升降出入，即使降之仍不能减其升，此时若以打开气机外出之机，则升腾之势不镇而自然势衰。如高血压患者，秋冬凛冽之时汗出减少而气机之外出亦少，外出少只能通过过度上升以代偿之，故血压升高，春夏天地温暖则反之。《古今录验》续命汤之组成可拆分为两部分，其一为麻黄、桂枝、杏仁、石膏、甘草，即大青龙汤去姜枣，此所以发越气机以使之外散，因势利导而折其升腾之势；其二为人参、当归、川芎、干姜，补益气血温守中焦，既可通络又可防止因散而耗气。明白了这个原理，对于续命汤便不再会那么恐惧。再结合此方的主治条文，以及详细的服用方法、护理

要点，便更能体会古人治疗之细致入微，使心中疑窦一一
冰释。

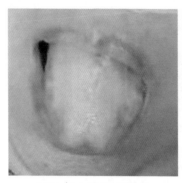 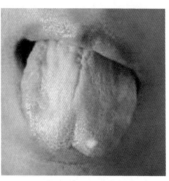

2021 年 4 月 20 日舌象　　　　　2021 年 4 月 22 日舌象

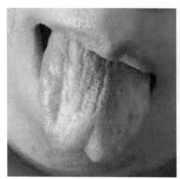 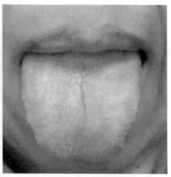

2021 年 5 月 16 日舌象　　　　　2021 年 12 月 15 日舌象

图 18　患者历次就诊舌象

深夜紧急求助的急性脑梗死

【医案提要】

患者是 67 岁女性，突发左侧半身麻木，24 小时后出现言语不利，就诊于当地医院急诊查头部磁共振确诊为"右侧基底节区、侧脑室旁亚急性梗死"，收入院接受西医药物治疗，主要为阿加曲班抗凝、三磷酸胞苷二钠营养脑神经。经笔者诊视予以续命汤加减，服药 3 日开始好转，最终中药结合针灸康复训练 2 个月余痊愈。

【医疗背景】

患者的女儿为某医院 ICU 医生，2020 年 6 月 29 日深夜微信紧急求助。因疫情严峻，患者女儿无法返乡亲自照料，担忧病情进展，欲转院。对方咨询这种情况可否服用安宫牛黄丸。笔者得知患者意识清楚，只是言语不利，口角㖞斜，周身无力，左侧不遂，不建议服用安宫牛黄丸，再详询症状、查看舌象后，告知"别担心，能治好"，并开具中药处方。

【医患困境】

相对于要收入 ICU 的脑梗死的患者而言，这位患者的梗死面积不是特别大，但患者的女儿是医生，非常清楚脑梗死急性期病情会持续进展，一般 7 天达到高峰，症状最重，此后才能逐渐恢复。西药只能对症治疗，难以阻断病情进展，这是当前治疗面临的最大困境。使用中药则可以破解此困境。当病情度过急性期后如何快速恢复？对于西医而言只能靠患者自己努力，中医药可以通过补益气血促进恢复。

【思维认知】

患者属于中风病之中经络，以语言不利和肢体不遂为突出症状，左手不能持物，腿酸难以躺卧。治疗重在通经络，而非开窍醒神，若使用安宫牛黄丸有病轻药重之嫌，最佳处方为续命汤，可根据症状灵活加减用药。

【实战方案】

2020 年 6 月 29 日初诊：左侧肢体不遂，酸痛无力，不能说话，饮水呛咳。怕冷，无汗出。食欲尚可，小便略黄，大便正常。舌淡，苔少，中后部少许薄苔（图 19A）。处方予《古今录验》续命汤加减，生麻黄 9g，杏仁 15g，

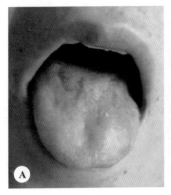
初诊舌象

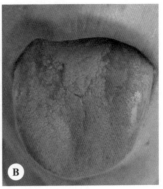
三诊舌象

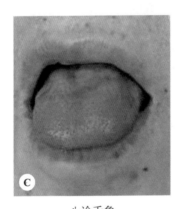
八诊舌象

图 19　患者舌象

生石膏（先煎）20g，桂枝 15g，干姜 10g，当归 20g，川芎 20g，人参（先煎）20g，炙甘草 10g，独活 15g，川牛膝 30g。3 剂，水煎服，日 1 剂，分两次服用。

按语：患者症状基本吻合《古今录验》续命汤主治症

状，故直接使用原方。因肢体酸痛无力症状突出，故加入独活、川牛膝以通络。

2020 年 7 月 2 日二诊：患者服药后下肢力量改善，酸痛缓解，怕冷，无汗。饮水仍有呛咳，昨日说话较流利，今日语言不如昨日。食欲及二便正常。舌象同前。血压 137/85mmHg。处方予《古今录验》续命汤合解语丹加减，生黄芪 60g，白僵蚕 10g，胆南星 10g，羌活 10g，防风 15g，生麻黄 12g，杏仁 15g，生石膏（先煎）20g，桂枝 15g，干姜 10g，当归 30g，川芎 20g，人参（先煎）30g，炙甘草 10g。3 剂，水煎服，日 1 剂，分两次服用。

按语： 服药已开始改善，且服药无不适症状，加量再进。加入生黄芪 60g、人参加至 30g 以大补元气；患者语言不利突出，故合入解语丹中之白僵蚕、胆南星、羌活、防风以增强疗效。

2020 年 7 月 6 日三诊：左手已可握拳，左侧肢体觉有紧缩感。语言尚流利，呛咳明显缓解，偶尔觉舌头发僵。汗出多，微恶寒。小便偏黄，大便 2 日一次，欠畅。舌嫩红，苔薄略黄（图 19B）。处方予《古今录验》续命汤合解语丹加减，生黄芪 90g，白僵蚕 10g，羌活 10g，生麻黄 3g，苍术 15g，生白术 60g，杏仁 15g，生石膏（先煎）30g，桂枝 10g，干姜 10g，当归 10g，川芎 10g，人参（先煎）30g，炙甘草 10g。7 剂，水煎服，日 1 剂，分两次服用。

按语：汗出多故减麻黄至 3g，大便不畅故重用生白术健脾润肠通便。生黄芪进一步加量，石膏加量避免甘温补益上火。

2020 年 7 月 13 日四诊：语言较常人略欠清晰，说话久了舌头发僵，左上肢肌力进一步改善。怕冷及汗出症状已解除。小便偏黄，大便一日两次，成形。睡眠欠佳，新发口腔溃疡疼痛影响进食。舌淡嫩，苔薄白。处方予李东垣清暑益气汤合酸枣仁汤加减，生黄芪 30g，南沙参 30g，当归 15g，青陈皮各 6g，升麻 15g，葛根 30g，生甘草 15g，麦冬 30g，五味子 10g，生白术 30g，黄柏 9g，神曲 15g，泽泻 30g，知母 10g，茯苓 60g，川芎 10g，炒酸枣仁 60g。7 剂，水煎服，日 1 剂，分两次服用。

按语：患者病情已稳定，开始进入恢复期。因上火迹象明显，口腔溃疡疼痛，且值暑日，选用兼有清热化湿之效的补气方——李东垣清暑益气汤，方中升麻、黄柏均可清热解毒治疗口腔溃疡。睡眠差故合入酸枣仁汤。

2020 年 7 月 19 日五诊：已出院开始针灸治疗。语言清晰，多说话后舌头发僵，口内存食。左侧肢体已恢复正常。睡眠好转，偶尔夜醒。溃疡较前好转，仍未痊愈。舌淡嫩，苔薄白。处方予补阳还五汤合牵正散、酸枣仁汤加减，生黄芪 90g，当归 15g，桃仁 20g，红花 10g，赤白芍各 30g，地龙 6g，禹白附 9g，僵蚕 10g，全蝎 6g，枳壳

20g，生甘草 15g，知母 10g，茯苓 60g，川芎 10g，炒酸枣仁 60g。7 剂，水煎服，日 1 剂，分两次服用。

按语： 补阳还五汤促进恢复。因口舌不适症状突出，故合入治疗风中面部口眼㖞斜之特效方牵正散。

2020 年 7 月 25 日六诊：说话多后仍觉舌头发僵，口内存食。昨日食桃后出现腹泻。上方加苍术 30g，桂枝 10g。7 剂，水煎服，日 1 剂，分两次服用。

2020 年 8 月 4 日七诊：口腔溃疡疼痛，腹泻，余无不适。予三才封髓丹，天冬 15g，南沙参 20g，生地黄 20g，黄柏 10g，砂仁（后下）6g，炙甘草 10g。7 剂。

按语： 专方以治疗口腔溃疡疼痛。

2020 年 8 月 12 日八诊：溃疡及腹泻痊愈。左侧肢体与舌头仍觉异样。舌淡暗，苔薄白（图 19C）。予地黄饮子善后，熟地黄 30g，山茱萸 20g，石斛 20g，麦冬 15g，五味子 6g，苍术 9g，菖蒲 9g，远志 9g，茯苓 15g，肉苁蓉 15g，肉桂 3g，巴戟天 15g，黄柏 6g。10 剂，水煎服，日 1 剂，分两次服用。

2020 年 9 月 15 日九诊：痊愈。嘱服用同仁牛黄清心丸 2 周。

【治疗小结】

患者经上述治疗后完全恢复，无后遗症状。此病的诊疗体现了中医治疗中风比较完整的过程，续命汤针对急性期、解语丹针对语言不利、补阳还五汤促进康复、地黄饮子及牛黄清心丸填精善后。期间的酸枣仁汤、清暑益气汤、三才封髓丹，均是针对兼症的治疗。最终给患者使用牛黄清心丸，是因为此药乃薯蓣丸加牛黄等清心开窍之品而成，薯蓣丸正是张仲景所拟定之补益气血、疏风通络、防治中风之良方。《太平惠民和剂局方》首次收录牛黄清心丸，据专家考证，牛黄清心丸与薯蓣丸分列为2方，但在传抄刊刻中出现了文字脱落，误将牛黄等药物与薯蓣丸合在了一起。但不论过程如何，结果是造就了牛黄清心丸这个防治中风的良药，我们在临床中常将此药用于安宫牛黄丸的降阶梯用药。

针药并用快速治愈了同事
母亲的突发耳聋

【医案提要】

患者是 63 岁的女性，生气之后出现左侧耳聋，发病第 3 天求诊，笔者予以针刺及中药，服用 2 剂听力恢复，耳鸣消失，继续服用 7 剂痊愈。

【医疗背景】

患者是同事的母亲。据悉患者平时经常吵架生气，3 天之前因与老伴争吵暴怒而出现耳聋。经耳鼻咽喉科检查确诊为神经性聋，左耳听力受损，耳鸣之声隆隆，夜不成寐，开具了对症治疗药物，也如实告知了本病治疗的局限性。为了能使母亲好得快一些，同事决定请笔者用中医方法诊治。

【医患困境】

西医方法治疗本病困境突出，因本病的病因尚不确定，一般认为与病毒感染、自身免疫、微循环障碍等有关，常规治疗会用到激素、活血化瘀的中成药、鼠神经生长因子，治疗 1 周如果病情还在进展，会考虑高压氧舱治疗，西医认为部分患者具有自限性，即"不治疗也会好"。患者如果只听从西医的建议，只能期待自己是"不治疗也会好"的那个人。当西医常规治疗 1 周不好，再去高压氧舱治疗 1 周还不好，岁月倏忽，1 个月过去后再想起来中医治疗，难度就增大了，3 个月后再来诊治，听力或可恢复，但耳鸣恐无法逆转。

【思维认知】

突然出现的耳鸣、听力下降，中医叫做"暴聋"，有的患者发病后只察觉到"耳鸣"而未察觉到听力受损，往往需要耳鼻咽喉科听力检查后证实。常见病因有三，其一为暴怒；其二为久听耳机；其三为熬夜、作息不规律。尤以前两者常见。急性期重在治肝，慢性期要关注补气升清。发病 7 天之内可快速治愈，1 个月内可全力攻克以治愈，3 个月耳鸣难以彻底消除。这是笔者通过临床治疗积累的一些认知。这位患者暴怒后急性起病，治疗应泻肝、平肝，发病 3 天，及时治疗有望快速治愈。

【实战方案】

2019 年 6 月 28 日初诊：三日之前，因生气致左耳暴

127

聋，耳鸣声隆隆，前半夜不成寐，舌质暗红，双脉弦滑有力。

针刺：左足临泣（泻）、右外关（泻）、双太冲（泻）、左听宫（泻）。

处方：通气散加减。生石决明（先煎）30g，珍珠母（先煎）30g，灵磁石（先煎）30g，炒栀子10g，柴胡20g，川芎20g，制香附20g，川牛膝、怀牛膝各30g，桑枝20g，蝉蜕10g，夏枯草10g。2剂，水煎服，日1剂，分两次服用。

2019年7月1日二诊：经针刺及服药两剂，耳鸣已止，肝经主令之时已可安然入睡，左脉滑而有力，舌体胖大。处方予通气散加减（图20），生石决明（先煎）30g，灵磁石（先煎）30g，珍珠母（先煎）30g，葛根30g，柴胡15g，川芎20g，制香附20g，丹参30g，法半夏9g，天麻20g，南沙参30g，蝉蜕12g，苍白术各15g。7剂，水煎服，日1剂，分两次服用。

按语：患者耳鸣声大，属于实证，舌红脉弦滑有力均提示实证。前半夜是肝胆经主令之时（胆经主子时，23—1时；肝经主丑时，1—3时），入睡难是肝胆经气郁化火扰神，针刺取穴之足临泣配外关，是八脉配穴法，调节少阳经气以治耳聋耳鸣，针泻双太冲以泻肝气，针泻听宫是局部取穴，直达病所。针刺治疗的优势在于调节气机

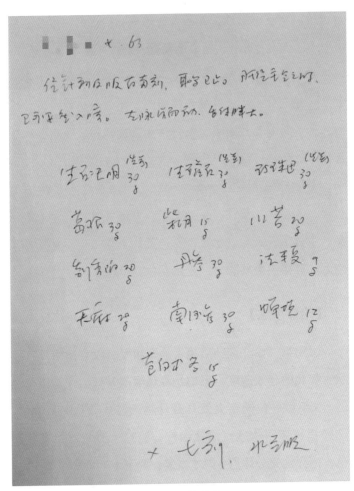

图 20　二诊处方

迅速，不像使用中药那样，还得考虑患者脾胃对于药物的耐受性。

　　初诊用生石决明、珍珠母、灵磁石重镇平肝潜阳；用炒栀子、桑枝、蝉蜕、夏枯草清热平肝；柴胡、川芎、制香附为王清任《医林改错》通气散，治疗气闭耳聋特效方；重用川牛膝、怀牛膝，引气血下行。王清任说他三十岁时创立了通气散，主治耳聋不闻雷声，处方由柴胡一两、香附一两、川芎五钱组成，服用法是做成药粉，早晚各冲服三钱。

复诊时患者症状缓解，舌红已退去。故去掉清热的栀子、夏枯草、桑枝，加入葛根、丹参以通络，加入南沙参、苍白术、天麻以扶正，脉仍滑加半夏化痰，且针对胖大舌，有必要兼顾脾胃，避免药物过于寒凉。

【治疗小结】

服用第二诊7剂药后患者完全康复，没有遗留耳鸣症状。如此的起效速度，恐怕是耳鼻喉的常规治疗难以企及的。3年后一位同事突发耳聋耳鸣，经耳鼻咽喉科确诊，选择把药带回休息室输液治疗，治疗1周才开始有些起色，治疗加充分休息2周才恢复，隔了1年又发作了一次。

附1：补气升清通窍治突发耳聋案

近期治疗一53岁女性患者，因生气后出现耳鸣伴听力下降就诊，经用补气升清阳、通窍之法，予通气散合益气聪明汤快速治愈。

患者突发左耳聋 5 天，曾有胸闷痛发作，大便调，肢冷。舌嫩，裂纹，无苔，脉沉涩。予川芎 20g，醋香附 20g，柴胡 10g，葛根 60g，防风 5g，党参 15g，生黄芪 15g，桃仁 10g，石菖蒲 10g，桂枝 10g，白芍 10g，夏枯草 15g。7 剂，水煎服。患者服用完毕耳鸣、耳聋即痊愈，转而要求治疗糖尿病，患者空腹血糖 10mmol/L，予阳中求阴填精之法，汤药与丸药并进以治疗。治疗急性耳聋的处方中，通气散是原方使用，益气聪明汤将蔓荆子、升麻、黄柏替换为石菖蒲、防风、桂枝、夏枯草，使药物更切合病症，桂枝配伍白芍尚可针对脉沉肢冷起到调和营卫、宣通气血之效。桃仁则针对脉涩而施。

附 2：难以确诊的眩晕呕吐、耳聋耳鸣

表弟二十多岁，到底是梅尼埃病，还是神经性耳聋？笔者无法确诊。他于 2020 年 7 月 24 日求诊，病起于久居于家，既不能按时毕业，又不能步入工作岗位，情志不舒。近期突然发作眩晕而伴呕吐，耳鸣耳聋，发病 3 天，素有鼻炎，予通气散合泽泻汤、辛前甘桔汤加减。柴胡 20g，香附 30g，川芎 20g，泽泻 60g，生白术 30g，辛夷 6g，前胡 9g，桔梗 10g，生甘草 10g，防风 9g，冬瓜子 10g，生薏苡仁 20g，丹参 30g，葛根 30g。服药 3 剂呕恶吐缓解，听力未改善，停药后又要吐。再予桔梗 15g，蝉蜕 10g，柴胡 30g，香附 60g，川芎 30g，泽泻 60g，生白术 30g，防风 9g，丹参 30g，葛根 90g，生黄芪 60g，龙胆草 10g，菖蒲 10g。加生姜 4 片、大枣（掰开）4 枚。7 剂，诸症痊愈。表弟眩晕呕吐很像梅尼埃病，泽泻汤为特效方，可根据病情加减使用，泽泻量应大于白术量，此处重用至 60g。辛前甘桔汤治鼻病之方，余在《青囊散记》一书中有详细阐述，耳鼻相通，故兼治鼻病以冀增效。丹参、葛根活血通络，是启发于暴聋之耳动脉闭塞病理。二诊重在治耳，重用香附 60g、川芎 30g、葛根 90g，并配伍黄芪增效，但其平素并无虚弱之征，配伍龙胆草清热以反佐。本病处于急性期，救治及时，又是亲人，用药无所顾虑，重剂而取得速效。中医可以是慢郎中，也可以是快郎中，主要根据是慢病还是急病。

针药并用治疗顽固打嗝的经历

【医案提要】

患者是50岁男性，无明显诱因出现呃逆，连续3日不止，严重至呃声连连，呼吸闭塞，惧怕病情严重，欲前往县城医院就诊。得知笔者寒假归来，夜间电话咨询病情，笔者告知先不必去医院。明日为之诊治，先予针刺暂时止呃逆，终予旋覆代赭汤彻底治愈。

【医疗背景】

患者兄长辞世，腊月十八那天葬兄归来，便病呃逆不止。自取单味柿蒂煮汤服用，不效；又以为食积，用四消丸（流行于晋南一带的中成药，由大黄、皂荚、牵牛子、香附、槟榔、五灵脂组成）通便2次，呃逆反剧。请教于村里的"老医生"，于书中索得一方，煎服之，可止呃半小时（笔者去诊治时检视锅中药渣，是橘皮、竹茹、丁香、柿蒂一类）。期间患者又尝试探喉取吐，吐涎少许，呃逆可止半小时。这位患者自行使用了消导通下法、吐法以治疗疾病，笔者家乡年长的人都会使用这些方法治病。学习中医后知道这些方法是金元四大家之一张子和非常擅用的治法，此法在民间流传甚广，不知其他地域是否有这种现象。患者之呃逆，朝轻暮重，夜卧尤甚，呃声连续，未尝有间，时有过度痉挛，呼吸闭塞，自觉欲死。遂欲赴县城医院就诊，但往返费用不菲，故先咨询于笔者。

【医患困境】

呃逆是大多数人都经历过的，一般会自己缓解，到不了寻医问药的程度。但真到了需要去看医生治疗的程度，就不是那么容易治好了，因此有一个诊断叫"顽固性呃逆"，常用的惊吓法、憋气法、按压穴位刺激迷走神经法、针刺法，以及西药的缓解痉挛针剂，都会无效，治疗颇费周折。笔者遇到的最大的困境，就是患者躺在医院诊室接受着各种各样的治疗，而呃逆之声仍然响彻楼道，患者痛苦，医生心里和面子上也不好过。

【思维认知】

顽固性呃逆的治疗，如果选择针刺之法，治疗呃逆的众多"特效穴"，如内关、公孙、足三里、攒竹、膈俞、翳风、中魁、太渊、耳穴膈点等，恐怕没有一个可靠的，只能逐个方法去试。如果使用汤药治疗，需要辨别寒热虚实，酌情选用苏叶黄连饮、橘皮竹茹汤、丁香柿蒂汤、旋覆代赭汤、四磨汤等，即使辨证不错，也不见得都有效。

病情危重者需要人参一类纳气才能有效，笔者曾在 ICU 亲试过。林伯渠老曾病呃逆，众医会诊月余治疗不效，最后经章次公予大剂野山人参治愈。可见顽固性呃逆治疗之难。正因为呃逆治疗困难，所以才诞生了那么多特效穴、特效方、特效药，如果一个病很容易治愈，一方一药就足够了，也不会冒出那么多方法。

【实战方案】

2010 年 2 月 4 日诊治：脉沉弦，视舌淡红，苔见薄白。问之纳食可，二便调，惟呃逆太甚，夜不能寐。呃逆甚时，会导致呼吸一时闭塞。患者家境贫寒，拟予针刺治疗以省去医药费用。

1. 先以双手拇指按压患者双侧攒竹穴，令其屏息。此为笔者日常使用止呃逆之法。试之数十息，不效。

2. 再以双指压翳风穴屏息，试之数十息，亦不效。

3. 针刺双侧翳风穴，借以调节迷走神经缓解膈肌痉挛，无效。昔年笔者于北京某医院针灸科实习时，一老局长呃逆不止，呃声洪亮，在某医师处针刺 3 次，遍试诸穴而不效。此人曾病顽固呃逆，在庞医师处针治一次而愈，故再次至庞医师处就诊，先指压双侧翳风，呃逆顿减，再予针刺，应针而止。笔者针刺首选翳风，乃受此病例之影响。

4. 翳风穴留针，以我手之鱼际隔衣揉擦患者胃脘，透热为度，如此治疗半小时无效。

5. 仍留翳风两针，加刺左足三里穴。因针刺翳风穴之时，触及患者枕部湿冷，问之，乃云呃则汗出，此有阳虚不固之象。故针刺足三里以扶正。

6. 同时将其剩余之丁香、柿蒂、橘皮、竹茹药渣中，加生姜10片，煮沸15分钟后服下。起翳风穴两针，仅留足三里，施以补法。呃逆为气机之紊乱，遂令病者调息以配合治疗。令其徐吸徐呼，用停闭呼吸法，吸满停3秒方呼，呼尽停3秒乃吸。同时用呼吸补泻之法以补足三里穴，随其之吸气而右捻，呼气而左转。如此十余息，呃逆乃平。犹行针不辍，约一刻钟，左腿觉暖。间断随呼吸行针，令其热感持续。行针留针一小时内未呃逆。

7. 原以为呃逆就此治愈，但1小时后左腿热感散去，呃逆仍同前，遂处以旋覆代赭汤。旋覆花（包煎）30g，代赭石15g，清半夏10g，党参30g，炙甘草10g，生姜30g，大枣18g。2剂，水煎服，日1剂，分两次服用。

按语： 旋覆代赭汤治疗"噫气不除"，"噫"即呃逆。此方生姜、旋覆花量宜大，代赭石量宜小。因患者虚象明显，故重用党参30g。

【治疗小结】

患者服用第一次药呃逆渐减，一剂服完只在午后间断呃逆，再进一剂，诸症悉平。予丁萸理中汤调脾胃以善后。此前数年，患者曾有两次顽固性呃逆，第一次服单味柿蒂汤治愈。本例患者治疗的艺术性在于失败的艺术，也许选择温灸中脘或关元亦可治愈，但彼时无艾条。最终选用大剂量的旋覆代赭汤而治愈。

止痛药无效的胆管胆囊结石、胆绞痛

【医案提要】

患者是 35 岁的女性，医务人员，体检发现胆囊及胆管结石，近期发作胆绞痛合并胆囊炎、发热，原本拟行手术，因处于急性感染期只能暂停。刻下疼痛难忍，手足厥冷，使用地佐辛等止痛药物乏效。经问诊症状后，予以大剂量大柴胡汤加延胡索，应剂痛止。后续以汤药、代茶饮、散剂并用，久服而使结石彻底消失。

【医疗背景】

时间是 2017 年 12 月 24 日，笔者在 301 医院的 ICU 担任住院总医师值夜班，进修学习的生活还有两个月就要结束，在巡视患者时一位床旁护士询问起中医对于胆结石有何特效方法。给同事们诊脉治病早已是工作的一部分，而且也是笔者非常热衷之事。通过详细了解，她的妹妹在张家口发病，胆管和胆囊都有结石，原本要择期手术，可突然出现了急性胆囊炎和胆绞痛，手术只能延期。刻下病痛却无好的处理方法，目前只是输注抗菌药物消炎治疗，这才问起中医是否有特效方法。笔者问了现在的症状，患者疼痛严重，手足厥冷，周身冷，疼痛会牵涉左肩胛骨，手麻木，大便 2 日未排。从微信传来的照片看，舌色淡红，舌苔薄白。

【医患困境】

患者也是一名护士，胆囊的急性感染期医生不敢给做手术，因为急性感染期手术很容易导致细菌播散，引起全身症状，重者可能发展为脓毒症，需要收入 ICU 治疗。此时只能保守治疗，使用抗菌药消炎，使用解痉止痛药物缓解疼痛，但患者对于止痛治疗的反应很差，连比较强力的麻醉常用镇痛药物地佐辛都用上了，疗效依然欠佳。保守治疗无法解决病痛，而手术治疗又有风险，这是医生和患者面临的共同困境。

【思维认知】

中医对于胆囊炎和胆结石的治疗已经非常成熟，特效方剂首推大柴胡汤。但在止痛药物都无效的情况下，中药是否能突破困境呢？笔者觉得可以，因为中药是通过全身治疗起效的，高级的说法是"多靶点起效"，比如调畅气机、通腑利胆等，均是通过治疗疾病，通过改善病灶局部的情况，而达到止痛的效果。再者，患者目前的处境除了选择中药治疗外，别无其他更好的方法突破困局。治疗急性病症易，最终彻底治愈结石则需要时间。

【实战方案】

2017年12月24日初诊：胆囊炎，痛甚，肩胛痛，手麻木，大便两日未行。处方予大柴胡汤合桂枝汤加减。柴胡24g，酒大黄20g，枳实30g，黄芩15g，清半夏10g，赤芍、白芍各30g，桂枝15g，延胡索30g。加生姜10片、大枣（掰开）6枚。3剂，24小时频服。

按语：患者痛甚而厥，选择大柴胡汤开达气机、通利胆腑为主方。合入桂枝、白芍以调和营卫温通血脉，改善厥冷症状。重用赤芍、白芍各30g，延胡索30g，可以起到缓急止痛之效。

2017年12月26日二诊：服药后正常排便，疼痛已解除，手足已温。可少量进食，进食后仍有恶心感，左侧肩胛骨区域不适，剑突下及右侧胁下仍有胀满、压痛。舌淡红苔薄白略黄（图21A）。患者胆绞痛症状解除，急性胆囊炎症状缓解，希望能避免手术，通过服用中药治愈胆囊、胆管结石。详细嘱咐患者，缓解胆绞痛和急性胆囊炎容易，而使有形之结石消解较难，必持之以恒，方能水滴石穿（**按：**治疗胆囊结石手术尚易，治疗胆管结石则难，且手术取石如割韭菜，割一茬长一茬）。

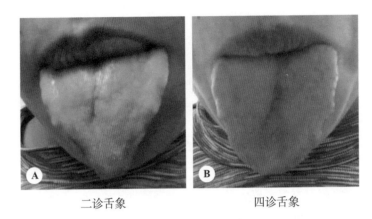

二诊舌象　　　　　　　四诊舌象

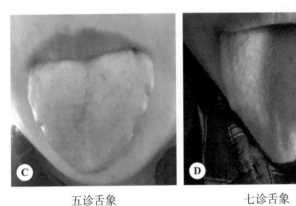

五诊舌象　　　　　　　七诊舌象

图 21　患者历次就诊舌象

处方一：大柴胡汤、小陷胸汤、枳实薤白桂枝汤合方加减。柴胡 30g，黄芩 15g，清半夏 15g，全瓜蒌 30g，酒大黄 15g，干姜 15g，薤白 10g，枳实 30g，青皮 10g，桂枝 15g，白芍 30g，赤芍 30g，金钱草 30g，生姜 6 片，大枣（掰开）6 枚。5 剂，日 1 剂。

处方二：鸡内金 100g，研粉，每天晚上用中药汤冲服 3g。

处方三：金钱草 60g，蒲公英 60g，生姜 10 大片。上三味放在暖壶里，加入新烧开的水泡上。当茶水喝，每天换一次药。

按语：汤剂仍以大柴胡汤通利胆腑为主，心下痛故合入小陷胸汤，胁下痛故合入枳实薤白桂枝汤，同时加入青皮、金钱草利胆消石。处方二之鸡内金散、处方三之金钱草、蒲公英均是治疗结石之专用药物，因患者热象不显著，故于代茶饮方中加入温中之生姜以反佐。将代茶饮方置于暖壶中服用，保温且方便，是笔者幼时患鼻渊走方医使用的方法。

2018 年 1 月 7 日三诊：患者饮食基本恢复正常，偶进油腻或肉类时，才会出现轻微恶心、胁痛牵背，舌淡红，苔薄白。处方予理中汤加疏利肝胆之品，枳实 15g，党参 30g，炙甘草 10g，生白术 10g，干姜 15g，青皮 10g，佛手 10g，郁金 15g。7 剂，水煎服，日 1 剂。

处方二、处方三继续服用。

2018 年 1 月 14 日四诊：已可以适量进食肉类，无不适症状，舌淡红，苔薄白（图 21B）。守三诊方将干姜减为 10g。14 剂，水煎服，日 1 剂。处方二、处方三继续服用。

2018 年 2 月 4 日五诊：近期偶觉后背憋闷感，余无不适症状，同一单位复查 B 超未见胆囊及胆管结石（图 22）。舌淡红，苔薄白（图 21C）。处方予异功散加味，党参 15g，茯苓 20g，炒白术 15g，陈皮 6g，佛手 9g，郁金 15g，白芍 15g，青皮 6g，柴胡 9g。14 剂，水煎服，日 1 剂。停用处方二，继续服用处方三。

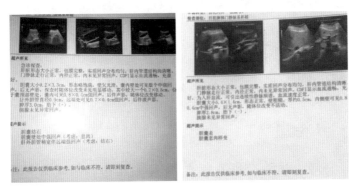

图 22　患者治疗前后超声影像对比示例

按语："见肝之病，当先实脾"，肝胆疾病急性期后，当健运脾胃以扶正促进恢复，故三至五诊使用理中汤、异功散为主方，加利胆柔肝之品。

2018 年 2 月 26 日六诊：饮食、二便正常，吃肉吃油腻皆没有问题。后背仍时有憋闷。处方予六味地黄汤加疏利肝胆之品，枳壳 10g，郁金 15g，白芍 15g，青皮 6g，柴胡 9g，炙甘草 6g，熟地黄 15g，山茱萸 15g，茯苓 15g，炒山药 15g，泽泻 10g，牡丹皮 10g。7 剂，水煎服，

1剂吃两天，于每天晚上吃一次。

处方二、处方三均停用。

2018年3月15日七诊：舌苔稍白腻（图21D）。守六诊处方去炙甘草，加苍术10g、佛手9g。7剂，水煎服，每剂吃两天，于每天晚上吃一次。

按语：脾胃健运之后，终以补肾之剂巩固善后，使体质改善，避免疾病复发。故六至七诊采用六味地黄汤为主方。所服之鸡内金散、蒲公英金钱草茶，均为攻伐之品，中病即止，故在六诊时完全停用。

【治疗小结】

经上述治疗患者痊愈，4年后随访仍然正常，未复发。

附：中医治疗胆结石的原理

对于中医药治疗胆结石，曾经备受争议，彼时对于胆结石之认识尚少，部分中医专家以为中药是通过促进胆囊收缩将结石挤出奥迪括约肌，甚至有号称以"生孩子"理论促进结石排出者，"新论"一出备受西医专家讥讽，甚至将治疗后因结石移位梗阻导致急腹症之罪过亦归在中医身上。这些质疑的言论，是笔者大三时在某知名三甲医院实习时，已退休的科主任，义正词严地对笔者讲的。

　　笔者在大五时实习于某知名的中医院，外科主任准备给一位胆结石患者进行新开展的"保胆取石"手术，术前让患者去查了个超声，竟然回报未发现结石，主任非常恼火，指着办公室墙上挂的解剖挂图的胆管，当着患者的面问："你说，这么狭窄崎岖的胆道，还有奥迪括约肌包绕，那么大的结石能自己排出来？"笔者彼时尚是个纯粹的中医学生，理解的中医药治疗结石就是"排出来的"，便未做任何思考随口回答道："也有可能吧。"主任气愤得无言以对，带着患者再次去超声科复查了 B 超，结石果然还在，只是因上一个医生没能看仔细给漏诊了。但患者却产生了质疑，当即选择办理出院。

　　近年随着熊胆酸的人工合成量产，以本品为主要成分的药物（常见的为优思弗胶囊）广泛应用于胆汁淤积疾病，适应证拓展到肝内胆管胆固醇结石，后来大概是临床发现对于各种结石都有一定的疗效，现在几乎成了胆结石、胆管结石围术期的常规用药。利胆之品能治胆结石，恰好揭示了中医治疗结石病的原理，结石既然能无中生有，自然可以水滴石穿，使之消融。健康人体每天会产生 800ml 的胆汁，经过服用中药，胆汁的产生排泄更加通畅、更加健康，不再那么稠厚淤积，自然就把结石给慢慢消融掉了。所以，治疗结石病如果有什么难度，大概是患者无恒心，医者无定力以坚持服药吧。

山西四大名医之一刘绍武先生，因创"三部六病"学派蜚声医林，他还有一个自己非常喜欢的绰号"刘百副"，是因他善于守方久服使疾病的好转由量变产生质变，他的学生们在书中常提到的例子是一位胆囊结石患者，刘老嘱坚持服药 3 个月再复查，但患者吃了 80 剂忍不住去检查发现结石如旧，刘老告知不必担忧，继续服至百剂，果然再去复查时痊愈了。这个恰好蕴含了中医治疗结石的原理——水滴石穿，绳锯木断。笔者猜想服药 80 剂时的胆结石虽然 B 超显示和之前一样，但结石之质地已然发生了变化，所以才有后来 20 多天内从有到无的奇迹。

附：活血化瘀治疗胆管结石案

这是一位 52 岁的女性患者，腹胀明显，食欲差，稍微吃点油的或冷的，便会心下胀满，腹泻。经过多重检查，最终经磁共振胰胆管成像（MRCP）发现肝内胆管结石，已经排了半个月之后的手术，目前口服熊去氧胆酸，服用后非常不适。这位患者因为对中医有独特的情愫，故选择中医治疗。她使用过很多理气、健脾胃的方法无效。舌淡红，苔薄白，舌底脉瘀阻明显，脉沉弱而有涩象，笔者遂另辟蹊径，予以膈下逐瘀汤原方，选择此方的原因是患者舌脉有瘀之象，而肝之部位正在膈下。服用 7 剂后，纳差、腹胀、腹泻明显改善，同时予以散剂和代茶饮服用，以水滴石穿攻克结石。

笔者之所以没有积极建议她手术，有两个原因：其一，肝内胆管结石的治疗，是个技术要求非常高的复杂手术，虽然微创但是复杂，如果手艺不纯熟或有失误，很容易由微创变巨创，或者遗留其他并发症；其二，患者的消化道症状与肝内胆管结石之间，不一定有必然的关系。

治疗2周，症状持续改善，手术日期已到，患者最终放弃住院，治疗3个月时复查磁共振胰胆管成像，结石已经不见。

讲完了结石，笔者还想记述下这位患者对中医情有独钟的原因。她在10年前因疲乏、白细胞减低，被北京治疗风湿免疫最擅长的医院确诊为干燥综合征，使用激素等治疗1年无效，干燥症状逐渐凸显。患者不再相信西药，自行停止西药治疗，开始了艰难求生之旅，她在最难的时候躺着下不了床，吃不下东西，她坚持一定要活下去，喝粥维持生命，反复寻找中医诊治，但是她发现她如实叙述"干燥综合征、放弃西药"的病史，医生都不敢接诊，最终她改变了方式，只说疲乏、口干、周身疼痛症状，最终被一位针灸科主任接诊，针刺治疗后逐渐缓解，她又在该院服用中药，周身疼痛加重时也间断按摩治疗，就这么断断续续治疗了两三年，基本恢复到生活自理状态。只是仍会觉得疲劳，白细胞一直处于比常人低的状态。

　　患者是武汉人，恰巧是"肺癌术后反复气道梗阻"家的姻亲，因气道梗阻治愈，而介绍她来就诊，当时笔者刚支援武汉回京半年，对于武汉人格外有感情，我们就此开启了一段医缘，如今她的各症都治得差不多了，她的许多亲友都经介绍找笔者诊疗，其中颇不乏疑难病症，如膀胱腺肌症术后无效的、扩张性心肌病急性心衰的、顽固遗尿的，都在陆续攻克之中。

一例可疑病毒性脑炎的患者

【医案提要】

患者是 41 岁的男性，持续发热 1 周，以化湿之法治疗 2 日，症状未缓解，转至当地市医院感染科腰穿后仍未明确诊断，按照病毒性脑炎经验使用抗病毒治疗 1 周后体温减退。出院后低热、头痛同前，予以散偏汤止痛，补中益气汤善后而愈。

【医疗背景】

患者是一位医生朋友的亲人，10 月 31 日联系诊治。据叙述是 10 月 23 日洗澡后自觉受寒，24 日腹泻 2 次，25 日夜间发热 39.1℃、咳嗽气短、头痛，此后头痛呈现加重趋势，28 日半日间呕吐 3 次，此时已住院，查体颈软不考虑颅内压过高之呕吐，给予对症止呕治疗后未再吐过，30 日和 31 日再次出现腹泻，日 3 次稀便，粪便青色。住院期间查白细胞正常，根据经验使用抗生素、激素，口服及肌注退热药物，发热无缓解。患者希望能用中药解决问题。患者刻下突出症状是发热、头痛、寒战、腹泻。舌淡红，苔薄白腻。予以化湿退热处方，此时已转市医院，不允许陪护，无法使用中药。11月2日行腰椎穿刺脑脊液检查，仅脑脊液生化蛋白升高 1.43g/L（正常范围 0.2～0.4g/L），考虑为病毒性脑炎。

【医患困境】

本患者面临的困境是，不能确诊是何种疾病，西医治疗比较注重明确病因，如果不能确诊则治疗会非常棘手，只能简单地对症治疗。确诊需要做非常多的检查，包括有创的检查，如本患者需要进一步进行腰椎穿刺，化验脑脊液，并将脑脊液外送宏基因检测（NGS），是目前临床可用的筛查病原范围最广的检查，但并没有发现阳性的病原。笔者用中医方法治疗的困境，是无法面见患者，无法诊脉，只能通过详细问诊拟方。

【思维认知】

治疗发热性疾病，需要使用伤寒和温病学的知识对病情进行分析，这是最基本的。患者起病时节为仲秋，发病特点为高热、寒战、腹泻、无食欲，符合伏暑晚发，湿邪阻滞，邪热内伏。治疗先化湿调畅气机，再予以重点清透邪热。本病持续高热 1 周不退，邪气炽盛，而传统治疗此类疾病之急救成药已经无法获取，如紫金锭、至宝丹等，治疗较为棘手，难以速愈。

【实战方案】

2021年10月31日初诊：高热、恶寒、头痛，腹泻，口不渴，舌苔白腻。治以芳香辟秽浊兼以清热，自拟方：藿香（后下）15g，羌活10g，独活10g，滑石（包煎）30g，法半夏9g，大腹皮15g，地骨皮30g，厚朴10g，草果10g，炒栀子15g。3剂，水煎服，24小时可服尽2剂。

按语：患者湿邪阻滞明显，表气郁闭，故不避重剂辛温之羌独活、厚朴、草果，以冀湿邪得化，表气得达。重用滑石、地骨皮、炒栀子以清伏热。

2021年11月2日二诊：患者服药之后病情无缓解，觉胃肠不适。因疫情期间不允许陪护，家属送药困难，患者病情较重，无法加热中药、服用中药。患者拒绝再服中药。住院期间予以经验性使用阿昔洛韦抗病毒治疗、使用头孢防治细菌感染、解热药物退热、补液等治疗。11月7日发热明显减退，11月9日再次腰椎穿刺复查脑脊液，蛋白仍高达0.98g/L。11月17日出院。建议10天后复查脑脊液。

2021年11月25日三诊：患者诉轻微恶寒，偶有咳嗽，觉咽部阻塞。舌苔白腻。处方予半夏厚朴汤，法半夏9g，厚朴15g，紫苏梗10g，紫苏叶10g，茯苓30g，生姜10片。5剂，水煎服，日1剂，分两次服用。

按语：患者未主诉明显的不适症状，故仅就存在的痰湿阻滞，予以调理，促进康复。

2021 年 12 月 5 日四诊：服药后舌苔退去。患者补充症状，出院以来头痛，以两侧太阳穴区疼痛明显，持续隐痛，按压时疼痛加剧。服上方后疼痛无缓解。舌淡，苔薄白腻。处方予散偏汤加味，川芎 60g，白芍 30g，赤芍 30g，白芷 15g，白芥子 10g，炙甘草 30g，郁李仁 20g，香附 30g，柴胡 30g，龙胆草 10g，加生姜 6 片、大枣 6 枚。7 剂，水煎服，日 1 剂，分两次服用。

按语：网络问诊的弊端即无法准确全面把握患者的信息，三诊时并未诉头痛，笔者以为只是病后的简单调理。本次才诉及头痛症状，此为邪气留恋未解，故予以陈士铎之治头痛专方散偏汤，重用川芎 60g 以止头痛，本品温燥原方配以白芍以监制燥性，加赤芍 30g 以凉血解毒、龙胆草以清热解毒。

2012 年 12 月 19 日五诊：头痛大减，舌淡红，苔薄白。处方予散偏汤加味，生黄芪 90g，羌活 15g，川芎 60g，白芍 30g，赤芍 30g，白芷 15g，白芥子 10g，炙甘草 30g，郁李仁 20g，香附 30g，柴胡 30g，龙胆草 10g。加生姜 6 片、大枣 6 枚。7 剂，水煎服，日 1 剂，分两次服用。

按语：邪气已衰，头痛明显缓解，故予四诊方中加入补气升阳之生黄芪、羌活以扶正。

2022 年 1 月 5 日六诊：仅在劳累时觉头痛，余无不适，舌淡红，苔薄白。处方予补中益气汤加减，生黄芪90g，党参 60g，当归 30g，陈皮 10g，炒白术 30g，升麻10g，柴胡 10g，炙甘草 10g，川芎 20g，天麻 20g。14 剂，水煎服，日 1 剂，分两次服用。

按语：邪气尽去，正气不足显露，劳累耗气，清阳不能上养头目故痛，予以补中益气汤补气升清，加入川芎、天麻引经止痛。

【治疗小结】

患者服用六诊方后完全康复。本病的治疗未能在急性期顿挫病势，是为不足之处，还未来得及重拳出击，患者因各种原因停止使用中药。但观民国时期著名临床医家如汪逢春、杨博良等治疗脑炎之高热头痛呕吐，也需要 3 日以上才能收到显著退热之效。如果患者没有拒绝中药，所拟处方将参考孔伯华所拟之"清芳疏解法"，以芳香化湿之品配伍清热解毒燥湿之品。如《孔伯华医案》第 18 则"李男，八月初十日。时邪束缚，寒热头痛，服药未当，遂致神迷谵语，大便自利，脉浮数，宜清芳疏解之。生石膏八钱、地骨皮三钱、薄荷叶钱半、知母二钱、川黄柏三钱、白僵蚕三钱、上川连三钱、忍冬花五钱、炒栀子三钱、鲜九节菖蒲根（和凉开水捣汁兑）四钱、六一散（布包）四钱、盐橘核三钱、鲜荷叶一个、苏合香丸（分合入）一粒、安宫牛黄丸（分合入）一粒"，此案中鲜菖蒲、六一散、鲜荷叶、苏合香丸均能芳香化湿辟秽。这些药物的存在使其他重剂寒凉药物不会有阻遏气机之弊端，此即清芳疏解之妙义。

拒绝用抗生素的急性肾盂肾炎高热患者

【医案提要】

患者为 41 岁女性，因腰痛月余寒战高热 1 周来诊，根据病史、体征及辅助检查，诊断为急性肾盂肾炎，患者拒绝服用抗菌药物，遂予中药施治，先用小柴胡汤合猪苓汤加减 3 剂退热，继予小柴胡汤合麻杏石甘汤、二至丸善后。

【医疗背景】

笔者在发热门诊支援期间，来诊了一位 41 岁的女性，反复高热 39℃以上已经 1 周。详细询问病史，发现患者在 1 个月以前就有症状，当时症状为腰部疼痛不适，近 1 周开始寒战高热，体温 39.5℃，继而寒战消失，高热，汗出，夜间热甚，小便颜色像酱油一样，还伴随数次腹泻。患者对于西医西药存在一定的偏见，发热以来居家自行治疗，服用一些植物提取的油剂保健品等，并严格清淡饮食，以冀热退。患者其实误把本次发热当成了感冒，我们俗称的感冒是鼻咽部病毒快速繁殖而引起的病症，7 天左右可以自愈。但患者并非感冒，居家1周后发热症状未见任何缓解，而且出现了严重的胃肠不适，恶心，不欲饮食饮水，甚至呕吐，体力日渐衰退，这才来发热门诊就诊。

【医患困境】

单纯从治疗技术来说，本病的治疗并不存在困境，随便口服或静脉输注一些抗菌药物，治疗1～2周也能痊愈。但是患者对治疗提出了"独特"的要求，希望不用抗生素，通过服用中药治疗疾病。医生面对这种情况，完全可以义正词严地拒绝，或者予以大义凛然地宣教，患者一般也就退号改换他医，或者被迫屈服接受西医抗菌药物治疗。但笔者选择了充分尊重患者的选择，毕竟自己作为一名中医医生，有能力满足患者的需求。选择纯中药治疗本病，对于治疗技术就有了较高的要求，需要详细诊查分析，才能破解患者的困局，解决病痛。

【思维认知】

中医治疗发热性疾病理论及经验都非常丰富，占据中医学最重要地位的伤寒、温病内容即针对发热性疾病的。首先要明确患者的中医诊断，以便于拟定治疗方案，患者诸多症状中有一特异性症状即"小便如酱油色"（颜色是因尿中含有大量变性的红细胞），很容易判断出属于"淋证"，即使不参考西医辅助检查就可以判断。但"淋证"是否为最合适的诊断呢？笔者认为不是，因为患者的主诉症状即最痛苦症状是高热、汗出、周身疼痛、口干渴不欲饮水，恶心呕吐，而非小便的灼热疼痛。这是全身性症状突出的疾病，故应归属伤寒或温病范畴，而非普通内科病之"淋证"。诊断为"淋证"治疗重在利尿通淋，而诊断为伤寒或温病则重在分清表里寒热虚实以施治。患者发病节气为立春，平素体弱阴虚，有慢性膜性肾病病史（曾有过肌酐的短暂升高），患者 1 个月前腰部酸痛不适，乃湿热之邪内伏之征，伏邪郁久伤阴，受外邪引动而暴发为"春温"之疾，出现高热寒战诸证；湿热阻滞气机，故见舌淡紫、脉沉细、口渴不能饮水、恶心呕吐、大便稀溏；热邪内郁不能外达，故见高热夜甚，汗出热不退，热邪灼伤血络，故见尿血。借助于中西医两种思维的优势，通过腰痛、发热、寒战、尿血、白细胞升高，可以精确定位病灶在"肾盂"，整体治疗春温病的同时，靶点瞄准于"肾盂"。

【实战方案】

2022 年 2 月 19 日初诊。腰痛 1 月，发热寒战 1 周，夜间发热甚，体温高于 39℃，汗出多，无明显恶寒，腰痛，肢体酸痛，恶心，恶闻食嗅，小便呈酱油色，大便溏泻日2~3次。无食欲，口干渴不敢饮水，饮水则胃脘胀满、呕吐。舌淡紫，苔白腻，脉沉细数。白细胞为16.22×10^9/L，中性粒细胞占比91.7%，淋巴细胞为0.53×10^9/L，C反应蛋白为106.66mg/L。此属春温病，湿阻气机，郁热动血。处方予小柴胡汤合猪苓汤加减，柴胡15g，黄芩10g，法半夏9g，党参30g，生甘草15g，猪苓20g，茯苓20g，泽泻20g，滑石（包煎）30g，川牛膝20g，瞿麦15g，白茅根30g，车前草30g。加生姜3片、大枣3枚。3剂，水煎服，日1剂，分两次服用。

按语： 予小柴胡汤调畅三焦气机，合入猪苓汤分利水湿之邪。因患者湿邪突出故去掉猪苓汤中滋腻之阿胶，加入川牛膝、瞿麦、白茅根、车前草以利湿导热，邪自小便而出；患者病程较久，正气耗伤显著，故小柴胡汤重用党参至30g；煎药时加入生姜、大枣以顾护脾胃之气。

2022年2月22日复诊：发热已全退，小便颜色由酱油色转为洗肉水样，刻下：自觉虚弱，腰酸痛，口干明显，咳嗽。复查：白细胞为7.57×10^9/L，中性粒细胞占比79.7%，淋巴细胞为0.81×10^9/L，C反应蛋白为60.95mg/L；尿蛋白（+++），尿隐血（+++），尿亚硝酸盐（+）。舌淡苔白腻，此为气阴两虚，余邪留恋。处方予小柴胡汤合麻杏石甘汤、二至丸加减，银柴胡10g，黄芩9g，天花粉10g，党参30g，南沙参30g，生麻黄5g，滑石粉30g，生甘草 15g，杏仁 10g，白茅根 30g，川牛膝 30g，炒杜仲 10g，女贞子 30g，墨旱莲 30g，肉桂 6g。5 剂，水煎服，日 1 剂，分两次服用。

按语： 经治疗后患者急性症状快速缓解，血、尿常规指标显著改善。在初诊时即已嘱咐患者，服药热退后至肾内科门诊就诊。但患者因疗效显著，坚决要求复诊。复诊时余邪留恋，气阴两虚突出，故使用小柴胡汤时，以银柴胡替换柴胡、以南沙参替换党参、天花粉替换半夏，使全方在理三焦气机透解余邪的同时不至于伤阴，合入二至丸养阴，合入麻杏石甘汤止咳，保留白茅根、川牛膝利尿导热外出，反佐温性之炒杜仲、肉桂以温振阳气，于阳中求阴，促进恢复。

【治疗小结】

患者服用第二次处方后，病症基本痊愈，仅剩余虚弱、食欲欠佳症状。患者就诊于肾病科时叙述发病经过，医生坚决要求复查血常规及尿常规，并再三申明使用抗菌药之必要性。医生之所以如此不遗余力地劝说患者，是因为急性肾盂肾炎的治疗需要 2 周才能康复，因本病难以根治，抗生素疗程不足没有把致病菌彻底清除，细菌很容易耐药，从而反复发作而转为慢性，肾脏实质受损。此例患者病情较重，属于应收入院的患者，但采用纯中药治疗后起效之速度远超于常规的西医治疗。肾病科门诊医生看到复查血结果正常，尿常规中仅见白蛋白及少数细菌，终于同意患者不用抗菌药的要求，改予补益气血、健脾益肾汤药以巩固疗效。

中药促进了骨折快速生长愈合

【医案提要】

一位 30 岁的女性，摔伤右侧胳膊，检查发现"右侧桡骨小头断裂，断端分离移位，骨折线清晰"，经骨科支具固定后，予以活血通络止痛、促进骨质生长之中药治疗，骨折 10 日之后断端开始生长，骨折 16 日之后可间断取下支具增加康复活动，骨折 23 日之后仅在偶尔外出时戴支具，骨折 30 日后基本恢复正常。

【医疗背景】

这位朋友骨折后，分别就诊于当地两家医院，一家以正骨为专业的医院认为只需要外固定即可，另一家综合医院建议完善磁共振检查明确局部的解剖情况，遂求助于笔者帮忙决策。经商议朋友决定来京就诊于积水潭医院骨科，同时服用中药。骨科予以支具外固定后嘱回家休养，半个月后复诊。

【医患困境】

从技术层面来说，本病的治疗不存在困境，属于常见而轻微的疾病。但随着目前医疗水平的发达，信息的高度共享，患者对于自身的健康空前地关注，凡有能力者都会"货比三家"，就诊于多家医院，各医生在合理的诊疗常规之内，会依据自身经验而拟定出略有差异的诊疗方案，患者对于说法不统一而疑窦丛生，自陷困境。交通的发达和医疗资源的易获取，就会使患者争相就诊于最权威的医院。但是有一隐形的困境，患者与西医医生都未能察觉，西医骨科通过手法或手术使断裂的骨折实现复位，即完成了治疗，对于此后骨折需要多久才能愈合只能"凭患者自身造化"，在这位身体健康的 30 岁朋友而言，骨细胞生长绝非问题。而对于身体虚弱者、老年人生机衰退，骨折久久不能生长者比比皆是，此是西医治疗骨折面临的重大困境。诸多医者对于此种困境视而不见，反对患者服用骨头汤，认为汤中只有脂肪，反对患者服用中药，认为中药只会导致肝肾毒性。另一重困境源于患者的生活，她不能等待 3 个月的修复，她需要及早恢复工作，这些是促使她采用中医治疗的最主要动力。

【思维认知】

骨折之治疗首先在于解剖复位，西医精良之解剖学与骨科手术固定，使中医传统之手法"盲"复位逐渐淘汰，但改善症状，促进骨折修复仍为中医之优势。骨折显见之症状为局部肿痛，此由于骨折断端出血、血肿、水肿、炎性反应导致，"活血"是最常用的止痛之法。"活血"是目的，而非方法，活血化瘀药是方法之一，风药以通络、化湿化痰以通络，均是方法。骨折之隐匿症状为骨细胞生长，生长是人之本能，而促进生长之关键在于气血精充沛，治疗重在补益。对于本患者骨折移位轻微，骨质开始生长后可及早进行不受力的康复训练，促进局部循环。起固定作用的支具，主要为了保护骨折断端不移位，但也同时影响了整个右臂的活动和循环。在合适时机可以取下支具进行康复训练，训练结束再佩戴支具。

【实战方案】

2021 年 10 月 10 日初诊：患者两天前摔伤后右侧肘部疼痛，X 线检查显示"右侧桡骨小头骨质断裂，断端分离移位，骨折线清晰，周围软组织肿胀，余骨质未见明显异常，右肘关节对合关系正常"。刻下骨折局部微肿，压痛明显。平素大便不畅。月经正常。舌淡红，苔腻微黄。右脉弱，左沉弱小滑。予自拟方：南沙参 20g，生黄芪 20g，续断 15g，鸡血藤 15g，丝瓜络 10g，酒当归 15g，防风 9g，独活 9g，桑枝 15g，桃仁 15g，片姜黄 10g。14剂，水煎服，日 1 剂，分两次服用。

按语： 对于骨折，活血止痛与补益促生长是治疗的核心。患者舌苔黄腻，大便不畅，是存在湿热阻滞之象，故方中用丝瓜络、桑枝以清热利湿，用南沙参清淡补益；其余药中生黄芪、续断、鸡血藤补益，当归、桃仁、片姜黄活血定痛，防风、独活祛风通络止痛。

骨折生长第一期为"血肿机化期"，即局部的血肿逐渐变得结实，固定骨折断端，骨细胞开始沿着机化的血肿生长。活血通络治疗正对应此过程，不能简单地将活血认为是消除血肿。

2021年10月24日二诊：服药1周时疼痛已明显缓解，于18日X线复查显示"骨折端复位良好，骨折线模糊"（**按：** 骨折线模糊即骨质开始生长，断端变得不再清晰）。诉右臂乏力。大便正常。舌淡红，苔薄白。嘱间断取下支具进行肢体锻炼，勿受力，不出现骨折处疼痛即可。予自拟方：熟地黄15g，党参10g，红花6g，生黄芪20g，续断10g，鸡血藤10g，丝瓜络10g，当归10g，独活9g，桃仁15g，炒杜仲15g。10剂，水煎服，日1剂，分两次服用。

按语： 骨折已开始生长，用药重在促进生长。患者舌苔已正常，大便调畅，可增加补益治疗力度。处方中熟地黄、当归、鸡血藤补血；党参、生黄芪补气；续断、炒杜仲补肝肾续筋骨；桃仁、红花、独活、丝瓜络活血通络。

患者此时距离骨折仅 10 日，但 X 线检查显示骨质已生长，速度远超过常规。此与两方面有关，其一骨折很轻微、移位轻微，其二服用了中药。

2021 年 10 月 31 日三诊：右臂已可自如活动锻炼，31 日 X 线复查显示"右桡骨小头骨折复查断端复位良好"，积水潭医院骨科医生认为恢复非常迅速，已长好了三分之一，可以去除支具，仅外出时佩戴以免碰伤右肘关节。予补气养血填精治疗，生黄芪 60g，人参 90g，熟地黄 30g，炒杜仲 60g，龟甲 60g，桃仁 30g，当归 60g，防风 30g，白僵蚕 30g，土鳖虫 30g。制水蜜丸，每次 6g，日 3 次，空腹服用。

按语：患者骨折第 23 天，恢复良好。提前进入了"骨性愈合期"，此期一般在骨折 8～12 周时出现，进入此期 X 线检查的骨折线消失。对于断离移位明显的骨折，还涉及骨髓腔的连通生长，在 8～12 周内完成。本患者可能不涉及此期。处方中重用人参、生黄芪补气，配伍熟地黄、当归养血，炒杜仲、龟甲补肾填精，桃仁、土鳖虫、防风、白僵蚕活血通络。制成水蜜丸缓慢填补，促使病灶完全修复。

【治疗小结】

患者服药治疗 1 个月后即开始正常工作，此后完全康复。俗语有"伤筋动骨一百天",骨折的修复需要3个月时间,而本患者正值青壮年,气血充沛,病情较轻,骨折固定后予以中医药全程辨证施治,缩短了病程,促进了恢复,满足了患者早日康复回归工作的诉求。本患者治疗虽然很成功,但笔者需要指出的是,骨伤作为一个中医传统的专科,积累了丰富的理论知识和有效方药,我们作为非骨伤专业的医生,对于骨折的治疗仅能把握基本的辨证思路和治疗原则,通过自拟方药以取效,远不能体现中医骨伤科的诊疗精髓。

附：正中神经损伤案

一位30余岁女性,以"正中神经损伤"之右侧手麻求诊。患者产后3个月,手麻1个月,手麻时刻都在麻,无缓解的时候,经医院诊断为"正中神经损伤"。患者问及病因,医生答"抱孩子抱的",嘱咐理疗。患者接受理疗效果一般,使用热敷手麻会稍好些。询之口干喜饮,夜间尤甚,多饮多尿,大便正常。舌淡胖嫩,苔薄白腻。此气虚气化失常之证,予黄芪桂枝五物汤、黄芪赤风汤、肾着汤合方以治。生黄芪60g,桂枝30g,赤芍30g,防风15g,茯苓60g,生白术15g,干姜9g,炙甘草10g。加大枣(掰开)10枚、生姜10大片同煎。药渣趁热布包熥局部。服药7天神经损伤手麻症状大好,只在用力久了才觉得麻，尿仍多，舌同前，予黄芪桂枝五物汤合五苓散。生黄芪60g，桂枝20g，赤芍30g，茯苓20g，生白术15g，泽泻30g，猪苓30g，生甘草10g。加大枣（掰开）10枚、生姜10大片同煎。服用7剂而痊愈。

多次晕厥呼叫 120 住院却查不出病因

【医案提要】

患者是 47 岁的女性，近期频发晕厥，最近一次是在讲台上晕厥，呼叫 120 送至急诊抢救，入院完善检查未发现异常。此属于血厥之病，予以许叔微白薇汤加减取效，再予随证施治数次而愈。

【医疗背景】

2008 年冬季笔者在 ICU 带教一位喀什的维吾尔族同学，他好学上进，把自己亲戚朋友的病都拿来问诊学习，常获佳效。某次夜班，他谈起了这位晕厥急症。详细了解病情，患者半个月前突然晕倒，四肢瘫软无力，冰冷，说话费劲，不能睁眼，怕光，头晕，有潜意识，心跳加快，血压升高，后背剧痛。据患者转述，当时经医院抢救近 1 小时后方能抬起手脚，意识清晰。之后的住院经各种检查，各脏器无器质病变，此后每天上午都会晕 2～3 次，厥的程度不等，但均不如抢救那次严重。患者惧怕晕厥在外而不敢独自出门。笔者告知同学，此为"血厥"之疾。

【医患困境】

患者的病痛是客观存在的，但西医查不出病因，没有原因的病是精神或心理的因素，患者显然不能满意这个答案，对于住院治疗未能改善症状非常不满，这是医患面临的第一重困境。患者近期谋求职业之变动，南下杭州面试之期将至，而病情未见缓解，更加焦急，此为患者面临的第二重困境。

【思维认知】

晕厥突发，属于急症，详细鉴别出致命病种，是医者的第一要务，医院已经详细检查且排除，我们便省去了这一步骤。从病症描述来看，患者虽然晕厥，却能回忆起送医院抢救之所有细节，而且患者自己也提出潜意识存在，这种看似"晕厥"，意识却并未丧失，脑病的实质病变可以排除。这是一种"神经症"无疑，接诊医生的判断是准确的，但"神经症"并不等于无病呻吟，如何治愈这种疾病，是考验医生水平的时候。笔者的第一反应是"血厥"，白薇汤可治，因笔者联想起了《冉雪峰医案》中用许叔微白薇汤所治之厥证，冉雪峰所治也是中年妇女，看到患者第一反应也是鉴别危重症，冉雪峰看到患者家属习以为常，询问得知此病已经多年，经常晕厥发作，1～3 小时能自己醒来，于是就使用了许学士治疗血厥之白薇汤，患者醒来后再予他方调治而愈。查到《普济本事方》白薇汤主治"人平居无疾苦，忽如死人，身不动摇，默默不知人，目闭不能开，口噤不能言，或微知人，恶闻人声，但如眩冒，移时方寤"，同学看完后认为与患者病情高度吻合。重点是告知患者，使之相信此方可愈其病。故为患者详细解释发病原委，告知其病为中医古书所记载之"血厥"，白薇汤是专治此病之方。

【实战方案】

2018 年 11 月 11 日初诊：上午频发晕厥，时间长短不等。自诉上热下寒，汗出明显，心胸部汗出明显，经常大汗淋漓；头晕，胃胀，头重脚轻，疲乏无力；眼睛干涩，迎风流泪；口干渴，喜热饮；大便 1 日数次，小便黄。舌嫩红，苔白腻而干。处方予白薇汤加减，白薇 10g，当归 15g，南沙参 30g，生石决明（先煎）30g，生牡蛎（先煎）30g，钩藤 10g，竹茹 30g，泽泻 30g。7 剂，水煎服，日 1 剂，分两次服用。

按语：中医诊断明确，主方已定，根据症状灵活加减以求最佳疗效。患者口干、舌苔干、小便黄，提示内热，故将白薇汤原方之人参改为甘寒益气兼能化痰之南沙参，加用竹茹、泽泻化痰热湿浊；头重脚轻，上盛下虚，加用生石决明、生牡蛎、钩藤以潜镇息风。

患者的补充叙述11月14日"上午晕过两次，一上午晕晕乎乎的，到下午就好多了，尤其是现在手脚有力量，干了不少活呢，谢谢您！还想问您一下，我明天要去杭州，要坐2个多小时的飞机，应该注意些什么？我会带上锅和药"；11月15日"我已顺利到达杭州，上午小晕了两次（时间短，恢复快），现在状态良好。感谢您"。

2018年1月18日二诊：自杭州归来，现在感觉身体有力量，也不会像之前那样晕倒，但是不精神，感到疲惫，眼睛痛，恶心，有时会吐。胃中仍有不适，舌苔较前更加白腻，予化痰浊之法，处方予程国彭半夏白术天麻汤加减。桑枝30g，竹茹15g，法半夏9g，炒白术9g，天麻10g，茯苓15g，炙甘草6g，佛手15g，郁金15g，佩兰10g，陈皮9g。7剂，水煎服，日1剂，分两次服用。患者苔腻，嘱减少甜食摄入。

按语：此类患者只要信任医生，药效会更为明显。初诊得效，后续即可灵活随症施治。舌苔白腻明显，故予半夏白术天麻汤，仍有口干故加入桑枝、竹茹偏寒性的化痰浊通络之品，胃胀故加入佛手、郁金、佩兰，协助陈皮、半夏以理气化中焦痰湿之滞。

2018年11月26日三诊：近1周只是偶尔觉晕，已不会像以前一样每天发作。大便不畅，不成形。舌嫩红，苔薄白腻而干，脉细。予血府逐瘀汤加减，当归 10g，生地黄 30g，桃仁 10g，红花 5g，赤芍 15g，炒枳壳 10g，炙甘草 10g，柴胡 15g，川芎 10g，桔梗 10g，牛膝 15g，肉桂 3g，黄连 3g，炒苍术 15g。7 剂，水煎服，日 1 剂，分两次服用。

按语： 此处使用血府逐瘀汤，是继承老师刘清泉教授的经验，取其调和肝脾、调和气血之效，此方尚有通便作用，老师常用此方治疗神经官能类病症。

2018 年 12 月 8 日四诊：胃肠有明显好转，大便成形。近 2 日头晕稍有反复，不如上周状态好。吃饭时伴有眩晕，不能很好地吃饭，尤其是眼睛不能往下看，或看近处之物，同时伴有恶心，血压会比平时高 30mmHg 左右，头发热。舌苔薄白腻。上方加石决明 60g、钩藤 10g、泽泻 30g。7 剂，水煎服，日 1 剂，分两次服用。

2018 年 12 月 15 日五诊：诸症向愈，仍觉上热下寒。予柴胡桂枝干姜汤加味，柴胡 15g，桂枝 10g，干姜 9g，黄芩 10g，天花粉 15g，生牡蛎 30g，炙甘草 10g，苍术 15g，茯苓 30g，郁金 30g。7 剂，水煎服，日 1 剂，分两次服用。

按语： 此处柴胡桂枝干姜汤亦是继承老师刘清泉教授的经验，此方调和肝脾，偏于气分，偏温；血府逐瘀汤调和肝脾，偏于血分，偏寒。两方均是老师治疗神经官能症的特效处方。

【治疗小结】

患者服药之后恢复迅速，而且在服药第 4 天即克服困难，南下面试，最终进入了心仪的岗位。经 5 次诊治后，患者的晕厥痊愈，2020 年 11 月再次因他病求诊，期间未再发作。本病虽然复杂疑难，但如果能直接对接上古代现成的诊疗方药，则不难破解，一旦接轨于古代现成经验，患者未服药就会信服，医生也会极大增强信心，医患能够共同树立信息，这种"神经症"类的疾病，就很容易治愈。

附：考虑动脉畸形导致的晕厥案

2019 年秋，笔者的大学舍友求助，其父 52 岁，近期多次发生晕厥，意识丧失，多在饮酒后发生，考虑短暂性脑缺血发作（TIA）。已至医院规律诊查，头部检查未见异常，颈动脉血管造影显示"右侧椎动脉颈段全程管腔变细，发育所致可能性大，符合右侧椎动脉近段局部管腔变窄表现，主动脉弓及其分支近端局部管壁增厚钙化，符合动脉粥样硬化表现"。报告足以骇人，对于是否放置支架已咨询过治疗脑病技术最好的医院，医生模棱两可地回答使他难以抉择，焦虑难安。笔者先从心理进行疏导，告知此狭窄始终存在，以前不晕厥而近期晕厥，不考虑椎动脉狭窄引起，强烈建议服用中药治疗。脉案记录云"TIA 频繁发作。熬夜及劳累之时，头目不甚清爽。大便偏干。舌质淡紫少苔，双脉沉而无力"，处方予益气聪明汤加川芎、细辛：生黄芪 60g，党参 30g，南沙参 30g，炙甘草 10g，生白芍 30g，升麻 10g，葛根 60g，黄柏 10g，蔓荆子 12g，川芎 20g，细辛 3g。服药 7 剂后生黄芪加到 90g，加泽泻30g，服用 14 剂。近 21 天内未再晕厥，后头部难受感减轻，右手和全身比以前有劲，诉睡觉时后脑挨着枕头感觉天旋地转，再加天麻 15g，服用 14 剂。患者诸症好转，因习武生性洒脱，不愿久服药物，予以益气通脉药物做散剂冲服，以巩固疗效，此后未再晕厥。

皮疹、严重晕车、纳差、胃下垂
到要做手术的患者

【医案提要】

患者症状繁杂，主要集中在饮食非常差，稍微吃一点就脘腹胀满，在当地服中药月余无效，消化科医生认为是胃下垂导致的症状，建议手术治疗，患者欲来北京诊治胃下垂最好的医院做手术，顺便求诊，听取中医意见。患者尚有泛发湿疹、严重晕车。经诊查为湿、热、气虚夹杂为患，内湿而外燥，予补气化湿、升阳散火等治疗而愈。

【医疗背景】

患者还是上案 47 岁的"晕厥"患者，定居南方之后生活习惯、季节气候都需要适应，这可能是其本次发病的主要原因。她体形瘦长，经与患者详细沟通，患胃下垂十余年，胃已经下垂进入盆腔，此前就时不时有胃肠功能欠佳的情况，从未如本次持续数月，症状严重到每餐仅能进食半流食半碗。因为有上次中药快速治愈晕厥的经历，她想起找中医调治，但服药月余，也换了医生，仍旧不见疗效。患者决定遵从西医建议做手术治疗胃下垂，但在约好手术之前，还是想来征询一下笔者的意见。患者尚有甲状腺结节、乳腺结节、多发肺结节、胆囊炎、肾结石等病史。

【医患困境】

患者病情中的任何一种，都足以使她生活受到很大影响，皮疹在背部、肘膝关节附近都有，干燥无渗液，很痒，用外用药无法缓解；患者晕车的症状突出，只能走路去上班；食量极小，脘腹仍胀满，营养不足，疲乏严重，精力不济。她还有甲状腺结节、乳腺结节、肺结节、胆囊炎、肾结石。如果就诊于西医，需要看好几个科室，针对每个病拟定治疗方案，还不一定能解决她的症状。

【思维认知】

围绕患者"胃下垂手术"是否必要，需要带着患者一起思辨清晰了才能开启中医治疗。笔者同患者详细交流，胃下垂病始终都在，始终都很严重，已经无处可下垂了，但为何此前症状尚不严重，近期却严重了呢？这显然不能用胃下垂解释。这也就意味着胃下垂手术做完，症状也不见得能缓解。经过交流，这一点与患者达成了共识，手术可以暂缓。症状复杂，久治不愈，多因病机复杂，寒热虚实交织在一起，如一团乱麻，只有找到主线，才能逐渐理顺。由晕厥时的病症可知，患者有寒又有热。刻下舌嫩红略胖而干燥，苔黄腻而干，分布不匀。舌嫩、舌胖主脾胃虚弱不足；舌红、舌干燥、苔黄、小便黄主热；舌苔分布不匀，可见于津液不足；皮疹干燥而痒，主津液失于濡养；苔腻主湿主痰。治疗用药需要多方兼顾，补脾胃而不助湿助火、清热而不伤阳、化痰湿而不伤阴，患者久服中药不愈大抵是接诊医生未能准确识别、妥善处理此复杂之病机。

【实战方案】

2020 年 10 月 25 日初诊：胃下垂至盆腔，食欲好，食量极小，进食后困倦发热，日渐消瘦，疲乏，头晕，坐车晕吐严重，而且出现了多发湿疹瘙痒。口干口苦，小便黄。舌嫩微红，苔白腻而干（图 23A）。处方予《外台》茯苓饮合泽泻汤加减，南沙参 30g，橘红 10g，枳壳 10g，茯苓 30g，桂枝 10g，泽泻 20g，生白术 15g，羌活 9g，独活 9g，葛根 30g，白茅根 15g，竹茹 15g，郁金 10g。7 剂，水煎服，日 1 剂，分两次服用。

按语：病情复杂，治疗分主次，本次围绕晕吐、食少以化饮治疗为主，《外台》茯苓饮治疗"心胸中有停痰宿水，自吐水出后，心胸间虚气满，不能食"，将南沙参替代人

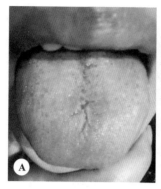 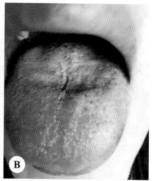

初诊舌象　　　　　　　二诊舌象

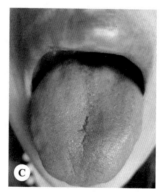

三诊舌象

图23　患者历次就诊舌象

参，取其补气甘寒兼能化痰，枳壳替代枳实配伍郁金，使其行气不至于太峻；水湿内停、眩晕、小便黄，合入泽泻、白茅根、竹茹，甘寒淡渗之品，导水热之邪自小便而出。饮邪阻滞则清阳不升，津液不能布散于表，故加用羌活、独活、葛根 3 味风药升阳布散津液。

2020 年 11 月 15 日二诊：服药后晕车呕吐症状缓解。刻下饭后疲乏欲睡，胃下垂，反酸，口干，眠差，便溏。皮疹干燥瘙痒，夜甚。较少出汗，微怕冷。舌胖红，苔白而干（图 23B），脉滑无力。予升阳散火汤合泽泻汤加减，南沙参 15g，升麻 10g，柴胡 9g，葛根 15g，羌活 6g，独活 6g，防风 10，炙甘草 10g，生甘草 10g，白芍 15g，泽泻 30g，炒白术 15g，陈皮 10g，党参 15g，地肤子 15g。7 剂，水煎服，日 1 剂，分两次服用。

按语： 水饮之邪好转，而湿郁化热，阻滞于内，阳气不能上达，津液不能布散，遂选择升阳散火汤为主方升散阳气，以宣达湿热之滞。患者热象稍减，此次用南沙参、党参各一半以益气；加入陈皮以继续兼顾脾胃痰饮之滞，加入地肤子利尿祛湿止痒。

2020 年 11 月 26 日三诊：服药后皮肤痒、饭后困倦明显缓解。食量增加。口不苦，但口渴喜欢热饮，无汗。夜间 2—3 时易醒。小便已不黄，大便不成形，欠畅快。舌嫩红，苔黄略腻且干（图 23C）。原方去地肤子、党参，加滑石（包煎）30g、熟地黄 20g、预知子 10g。7 剂，水煎服，日 1 剂，分两次服用。

按语： 舌红苔黄较前明显，故加用滑石以清热利湿，熟地黄以养阴血，加用预知子取其性寒清热，而能理气滞，化湿浊利尿。预知子对结节、肿瘤尚有一定的消散作用。

2020年12月13日四诊：全身状态明显改善，食量已恢复正常，饭后胃中略有不舒。每天早晨可排成形大便。体重开始缓慢增加。皮疹仍痒。舌嫩微红，苔薄白。处方予升阳散火汤加减，预知子10g，首乌藤30g，地肤子15g，蛇床子6g，南沙参30g，升麻10g，柴胡10g，葛根15g，羌活9g，独活9g，生甘草10g，炙甘草10g，白芍15g，炒白术30g，生地黄30g，炒麦芽30g。7剂，水煎服，日1剂，分两次服用。

按语：首乌藤、地肤子、蛇床子协同止痒；加入炒白术、生地黄以补气养血善后；炒麦芽助消化，针对饭后胃中不适。

【治疗小结】

患者经上述治疗后身体恢复正常。所谓"正常"，并非绝对的健康状态，而是人在长时期内所处的状态，心理可以接纳的状态，这个状态之下可能包容了"无数种西医疾病"，但只要形神之间可以协调，心理上不认为躯体出现了疾病，就是和谐的状态，针对复杂慢性病的治疗达到这种程度即可。对于非常焦虑担忧于身体健康的人，笔者也会如此开导他们，理想的完美健康状态，几乎是不存在的，精力充沛和精力不济之间反复调换，情绪高涨与情绪低落之间左右徘徊，方才是人生的常态。就如这位患者，患有甲状腺结节、乳腺结节、肺结节，胆囊炎、肾结石等多种疾病，在 12 月 15 日身体明显恢复时，又去做了胃镜检查，报告是"慢性萎缩性胃炎伴糜烂，反流性食管炎LA-C 级，Barrett 黏膜？性质待病理"（图 24）。如果她在10 月就做了胃镜，大概医生的建议就不是手术治疗胃下垂，而是治疗慢性萎缩性胃炎伴糜烂、反流性食管炎了。这样看病，真的靠谱吗？

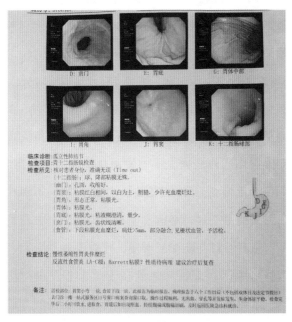

图 24　患者胃镜检查报告示例

附：升阳散火汤治便秘案

笔者曾治一位 59 岁女性患者，20 年前由于工作原因长期不能及时排便，逐渐出现排便困难，大便呈干结球状，自行服用麻仁润肠丸、芦荟胶囊、复方聚乙二醇电解质散等药物有效，后排便困难症状逐渐加重，需如厕良久方能排出极细便，伴便意消失，3～10 日排便 1 次，每次均需通便药物辅助。自服归脾丸、枸杞子等药物出现口干、口腔溃疡等不适。患者除排便困难，还伴见平素腹部胀满，心烦，手心发烫，自觉口中水润，极不喜饮，潮热。舌淡红苔白腻，中有裂纹，切脉沉细。考虑属阳气郁闭证，予升阳散火汤。升麻 15g，柴胡 15g，葛根 15g，羌活 10g，独活 10g，防风 15g，生甘草 15g，炙甘草 15g，党参 30g，白芍 20g。服 1 剂药后即排便，3 剂后可排出正常成条便，排便过程顺畅，服药期间每天自主排便，无须服用通便药物，手心发烫感已无，无腹部胀满，心情舒畅。舌淡红苔薄白，脉缓，中取即得，不细。效不更方，继服前方 7 剂，考虑"阴火"得散，上方药量均减半。随访患者每日均能排成形便，疗效满意。

本患者临床表现特殊之处在于其手心发热，且切诊久按感手下热甚，立即让人联想到升阳散火汤的方证，升阳散火汤出自《内外伤辨惑论》，"治疗男子、妇人四肢发困热，肌热，筋骨间热，表热如火，燎于肌肤，扪之烙手……"，升阳散火汤所描述之肌表内外灼热乃脾胃虚损，阴火内灼所致，表明热在筋骨之间。本书还曰："脾胃气虚，不能升浮，为阴火伤其升发之气，荣血大亏，荣气不营，阴火炽盛，是血中伏火日渐煎熬。"阴火内灼营血，又脾主四肢，故可见肌肤、筋肉灼热等症。又曰："脾胃气虚则下流于肾，阴火得以乘其土位。"《脾胃论》曰："夫阴火之炽盛，由心生凝滞，七情不安故也。"此阴火起自下焦相火，上灼五脏，故见心烦、潮热之症。《四言举要》云"火郁多沉"，因阴火伏于营分，荣血不足，病位较深，应于脉搏，可见脉沉细。患者从事管理职位，工作繁忙，饮食不节，脾胃乃伤，又常年服用泻热通便等药物，过服寒凉，抑遏阳气于脾土，大肠传道失司，故见便秘，此时非但不服用升达阳气之药，反误认为通便药服用不够，加倍服用泻热通便药物，久之脾胃阳气愈损，脾气不升，阴火内生，患者出现便意丧失，阴火煎灼营阴，肠燥津亏，故大便变细。随着社会经济的发展，现代人工作生活节奏加快，压力增加，作息失调，造成精血内耗，阴火内生；又饮食不节，肆食寒凉、辛辣，故脾气虚弱，不能升清降浊，阴火又进一步伤及脾胃升发之气，因而百病丛生。正如《内外伤辨惑论》曰："中气不足，则六腑阳气皆绝于外……五脏六腑真气皆不足也，唯阴火独旺，上乘阳分，故荣卫失守，诸病生焉。"因此，脾胃虚弱证乃这个时代人的共同特性。李东垣所创制"升阳健脾"法方剂尚有升阳除湿汤、升阳益胃汤、升阳顺气汤、升阳补气汤等。由上述论述可推知，该系列方剂在现代中医临床上，存在巨大的潜力。

病情错综复杂的壮年虚弱症（一）

【医案提要】

患者是 33 岁男性，因工作劳累、饮食失节而生病，精力不济，疲乏无力，自觉完成工作变得困难。睡眠浅而早醒，夜间汗多身凉。口干口苦，口渴，怕吃凉的。夜尿频，容易腹泻。患者病情虽不严重，但症状复杂，经辨证施治，予化湿清热、补肾填精并用，缓缓调治而愈。

【医疗背景】

这位患者是笔者研究生舍友的同事，他感觉身体状态不佳有段时间，似乎全身都有病，体力欠佳，睡眠不好，想生二胎却许久未能成功。但又没有哪一处真正能算是病的。这个状态已经使他难以胜任繁重的政务工作，想起来同事是学习中医出身的，便求其推荐良医诊治。舍友遂联系笔者为之诊治。

【医患困境】

本病其实谈不上具体的疾病，只是一种自我感觉的全身机能衰退，一般称之为"亚健康"，对于患者本人而言，不知道该去医院看哪个科，西医学对这种生命状态无法诊断，故也无相应的治疗，最多嘱咐劳逸结合、合理起居。但患者的正常生活已经深受困扰，且目前的状态绝非患者自己改良生活作息就能好转。这是患者和现代医疗所面临的困境。这种情况属于中医的优势，中医视角下他是患者，可以对病情进行分析，并用药物治愈。

【思维认知】

患者的病因是工作劳心、饮食失节，当事人很难察觉到这一点，所谓心血"暗耗"，"暗"字最为传神，在当事人毫不知觉中，气血缓缓受损，日久而发病。患者表现出的是虚弱症状，但并非纯粹的虚证，而是虚与实相互交织，这是当今大都市上班族普遍存在的现象。大都市之工作多为劳心之消耗，最需要之补偿是充足的睡眠，但下班后最流行的补偿休闲方式为膏粱厚味饮食及久坐久卧少动，如此虚未得补，而痰湿之滞日生，形成虚实夹杂的复杂局面。患者就诊时症状和体征矛盾，医生用药很容易顾此而失彼。破解之法，在于以脉为准，用清淡平和之药，似补非补、似泻非泻，曲迂周旋，以获佳效。

【实战方案】

2021 年 8 月 22 日初诊：形体略胖，精神疲惫，眠差易醒，多汗身凉。夜尿频多。口干渴而苦。平素便溏不畅，日2～3次。舌暗红，舌底脉瘀，苔薄黄腻，脉弦数弹指。自拟处方：南沙参30g，茯苓30g，生薏苡仁30g，盐车前子（包煎）30g，泽泻20g，沙苑子20g，桃仁10g，炒苦杏仁10g，炒山药20g，佛手10g，丹参30g，炒酸枣仁6g。7剂，水煎服，日1剂，分两次服用。

按语： 症状复杂之时，以脉为断。弦数弹指之脉，治疗应关注热，但清热不能伤及脾胃，患者便溏是脾胃虚弱有湿。故使用甘凉淡渗之品，南沙参、炒山药、沙苑子补肺脾肾之气阴；茯苓、生薏苡仁、车前子、泽泻利湿以导热自小便而出；舌底脉瘀阻，故用桃仁活血；重用丹参尚有清心安神助眠之效；杏仁、佛手性微温为反佐，以调畅肺胃之气机；少许炒酸枣仁养血安神，其一此时不宜大剂量补益，其二此物昂贵，不忍多用。

2021年9月5日二诊：服药后睡眠稍好，大便稍好，汗多身凉有所改善，仍然觉得疲乏。口干、口渴、口苦，尿频，脉沉滑数。予二夏汤合酸枣仁汤、瓜蒌牡蛎散加味，夏枯草20g，法半夏6g，炒酸枣仁10g，茯苓20g，川芎10g，炙甘草6g，沙苑子15g，益智仁9g，炒栀子15g，天花粉15g，牡蛎30g，桑枝20g，首乌藤30g。7剂，水煎服，日1剂，分两次服用。

按语： 服药有效，最关键表现在于脉象由"弹指"变为"沉"，热象得降；大便好转，是湿邪得减。病情复杂之势渐解开，本次处方重点围绕睡眠欠佳与口干苦，二夏汤、酸枣仁汤针对失眠；瓜蒌牡蛎散止口干渴特效，配伍炒栀子清热以治口苦；沙苑子、益智仁补肾治疗尿频；桑枝、首乌藤通络改善周身困倦，首乌藤尚可养血助眠。

2021年9月12日三诊：疲乏有所好转，口不渴，仍觉干苦，舌淡红而干；腰两侧觉酸，晨起尤重。脉弱略滑。予自拟处方：绵萆薢20g，九节菖蒲10g，盐益智仁10g，乌药10g，南沙参20g，酒女贞子15g，生薏苡仁20g，沙苑子20g，龙胆草3g，盐黄柏6g，知母10g，首乌藤60g，炒杜仲15g，生地黄20g。7剂，水煎服，日1剂，分两次服用。

按语：脉象进一步变弱，是取效的关键标志，机理是上浮之阳气得以潜藏。腰酸晨重，是湿滞，予萆薢分清饮、杜仲、生薏苡仁，温煦肾阳分化湿浊；南沙参、女贞子、沙苑子、生地黄，益气养血；龙胆草、盐黄柏、知母清热；重用首乌藤安神。

2021年9月19日四诊：诸症缓解。脉左滑右沉，舌嫩红。仍觉口苦，午后肠鸣亢进。予自拟处方：绵萆薢20g，盐益智仁10g，乌药10g，南沙参20g，酒女贞子15g，炒苍术15g，沙苑子20g，夏枯草20g，盐黄柏6g，知母10g，首乌藤30g，炒杜仲15g，生地黄20g，龙胆草

2g。7 剂，水煎服，日 1 剂，分两次服用。

丸药以善后：炒酸枣仁 150g，知母 30g，茯苓 60g，川芎 30g，党参 60g，生黄芪 60g，郁金 30g，佛手 30g，焦山楂 30g，生白术 30g，沙苑子 30g，炒杜仲 30g，黄芩 30g，益智仁 30g，金樱子 30g。上药制为水蜜丸，早、中、晚饭前各服用 6g。

按语：四诊延续三诊治疗思路，并拟丸药补益气血巩固疗效。

【治疗小结】

患者服药后，自觉身体恢复如往昔健康之时。孟河名家费伯雄在《医醇賸义·自序》中曰："天下无神奇之法，只有平淡之法，平淡之极，乃为神奇；否则眩异标新，用违其度，欲求近效，反速危亡，不和不缓故也。"初学医时，对于平淡之法，颇多怀疑。治疗的复杂病越多，越能体会到平淡之妙用，不仅慢性病中的复杂病可以如此治疗，危重症中的复杂症，多种病机夹杂，也有需要用平淡之法取效者，若见其危重而使蛮力，使复杂病机交错更深，确实可以出现费伯雄所说的"反速危亡"。

病情错综复杂的壮年虚弱症（二）

【医案提要】

患者 33 岁，从事 IT 行业，患有胃脘连胸中灼热多年，近期又出现疲乏体弱，难以久视屏幕完成编程工作。查其湿热内盛，而阴精不足，夹有脾阳不足，予以复方施治而愈。

【医疗背景】

患者因为不适症状较多，曾因为胃脘连胸中灼痛，就诊于多位中医，疗效不佳。患者遂在业余自行研究中医学，以求自我疗愈，但对于自己的复杂症状难以找到满意的方药。近期因自觉精力极差，病症加重而来就诊。

【医患困境】

本病的困境在于，病机复杂，若无抽丝剥茧之耐心，难以治愈。此类患者多为知识分子，因病情复杂，久治不愈，而习中医以谋自救。

【思维认知】

本病难在复杂病机的识别与处理，笔者在上学之时即思考，湿热内盛者，势必会伤阴、伤血、伤精。只因饮食水谷化生湿热，则精微阴血便乏来源。清湿热与养阴之间，看似矛盾，如能在选药之上注意兼顾，可左右逢源。本患者尚夹有脾阳不足，在初诊时虽被一派湿热之象所掩盖，但其"舌质之嫩"便可知脾阳虚之底色。

【实战方案】

2021 年 5 月 30 日初诊：疲乏，精力不济。唇暗红，舌嫩胖暗红，苔薄白腻，脉沉弦。胸咽不适，胃中灼热，便黏溲赤。处方予四逆散合枳桔散加减，绞股蓝 10g，南沙参 15g，紫苏梗 10g，桔梗 9g，炒枳壳 10g，柴胡 9g，郁金 10g，白芍 10g，生甘草 9g，丹参 10g，炒苍术 9g，黄芩 5g。7 剂，水煎服，日 1 剂，分两次服用。

按语：患者热（唇红舌红溲赤）、湿（苔腻便黏滞）、阴伤（湿热之下必有阴伤）、脾虚（舌嫩胖）夹杂，彼此之间用药掣肘，选择清淡之品，分化病机错杂之势。由其脉沉弦，决定以调畅气机治疗为主，主方选四逆散、枳桔散，绞股蓝、南沙参配伍，益气养阴略兼清热化湿之效；紫苏梗、郁金、苍术芳香化湿，调畅中焦气机；黄芩清胃热；丹参清心凉血除烦。

2021 年 6 月 5 日二诊：精力转佳，头仍昏沉。自觉热则胸中烦，咽喉不适，大便黏滞不畅。舌胖暗，苔微黄，脉沉略数。处方予栀子豉汤合清震汤加减，炒栀子15g，淡豆豉10g，炒薏苡仁30g，绞股蓝15g，南沙参30g，麸炒白术15g，炒枳壳15g，荷叶15g，升麻10g，丹参10g，黄芩9g。7剂，水煎服，日1剂，分两次服用。

按语：唇红舌红转淡，小便黄赤改善，是热邪已减。仍胸中烦热，予特效方栀子豉汤。湿邪中阻清阳不能上养头目，故头昏，予清震汤（荷叶、升麻、苍术），将苍术改为燥性相对缓和之炒白术。炒薏苡仁、绞股蓝、南沙参清热利湿兼养气阴；枳壳理气；丹参、黄芩清热。

2021年8月22日三诊：患者服上方后症状缓解自行停药。此次就诊诉咽喉至心下灼痛隐隐，心情为之烦躁，久视屏幕亦心中烦。腹部易受风，夜间口渴，大便黏滞。舌嫩尖红，苔薄白。沉取脉数，关部尤甚。处方予附子泻心汤合二至丸加减，制附子9g，黄连6g，黄芩12g，炒神曲30g，炒栀子20g，海螵蛸（先煎）30g，南沙参20g，枸杞子15g，墨旱莲20g，女贞子30g，沙苑子30g，生甘草20g。7剂，水煎服，日1剂，分两次服用。

按语：舌嫩仅尖红，腹部怕风，脾阳不足之象显露，但仍有心烦、灼痛、口渴、大便黏滞、脉数等实热之象，故予附子泻心汤。栀子协同芩连清热，南沙参、枸杞子、二至丸、沙苑子共同益气养胃肾之阴，重用炒神曲、海螵蛸以和胃制酸以缓解胃脘灼热。

2021年8月29日四诊：诸症状均好转，仅余轻微心烦。眼干。舌淡红，舌体胖，舌面润，舌尖偏红。右关脉浮数。询问患者，服药觉苦否？答不苦。处方予附子泻心汤合二至丸加减，制附子9g，黄连9g，炒枳壳20g，生麦芽30g，炒栀子9g，莲子心10g，南沙参20g，枸杞子10g，墨旱莲20g，女贞子30g，沙苑子30g，生甘草20g，水牛角（先煎）30g。7剂，水煎服，日1剂，分两次服用。

按语：患者服芩连苦药而不觉苦，可见内热颇盛，仍予附子泻心汤，去黄芩增加黄连用量，配伍炒栀子、莲子心、水牛角清热凉血除烦。南沙参、枸杞子、墨旱莲、女贞子、沙苑子、生甘草益气养阴，炒枳壳、生麦芽和胃。

2021年9月12日五诊：停药1周，稍有反复，心下仍觉烦热，大便黏滞，舌暗红水滑，脉滑略数。处方予附子泻心汤合茵陈蒿汤、二至丸加减，制附子9g，黄连6g，黄芩6g，炒栀子6g，酒女贞子30g，墨旱莲30g，茵陈30g，酒大黄10g，焦山楂30g，焦神曲20g，南沙参30g，菟丝子30g，熟地黄30g。7剂，水煎服，日1剂，分两次服用。

丸药善后：干姜20g，熟地黄60g，炒苍术30g，生白术30g，菟丝子60g，怀牛膝30g，法半夏15g，黄芩20g，黄连30g，炙龟甲50g，远志30g，茯神30g，知母30g，炒枣仁30g，西洋参50g，焦山楂30g。制为水蜜丸，每餐后服用 6g。

按语：患者舌虽红，但舌面已水滑，脾阳不足之象显露，湿热之滞仍明显。予附子泻心汤合茵陈蒿汤加强清热利湿力度。重用女贞子、墨旱莲、南沙参益气养阴，配合菟丝子、熟地黄温润补肾之品。丸药则以温中补肾养血为主，稍佐清胃热之品。

【治疗小结】

2021 年 12 月 13 日随访，患者说服药后心胸烦热、胃中灼热、大便黏滞、精力不济等已经治好，只有极少情况下会有心胸烦热感觉，很快可自行缓解，并总结说"断断续续治了 5 年，终于让你治好了"。

多次胃镜检查未能明确原因的
胃心痛消瘦

【医案提要】

患者是 53 岁女性，胸中及心下疼痛年余，纳差体瘦，曾就诊于多家医院，多次检查胃镜，均告之"无疾"，中药则予疏肝和胃、理气止痛之品，久服不验。查其舌红苔少，口苦而干，大便艰涩，予麦门冬汤取效，以理中汤收尾，以丸药巩固而愈。

【医疗背景】

患者是在京上班的同乡，素不相识，辗转托人而求诊治。详细询问发病及治疗经过，告之起病没有明显诱因，既没有情志刺激，也没有饮食不节，逐渐出现胸中和剑突下疼痛，不伴反酸胃灼热。看过心内科，不考虑心脏疾患，遂就诊于消化科，系统住院查过，也做过几次胃镜，未能发现病因，认为属于焦虑症，予以对症的抑酸药、促进胃肠动力药等，服药无效。患者转求治于中医，考虑肝胃气滞，脾气虚弱，予以种种调肝胃、理气滞、健脾之品无效。问其疼痛部位，漫指胸胃之中，并且疼痛可连及左腋和左臂，触诊按压，并无痛处。听完其叙述，初步判断这个病看似严重，实质并无危害，既不会致命，也不会缓慢进展出现实质脏器的损伤。

【医患困境】

这种自觉症状严重而检查未见异常的病，患者的困境是最突出的。看了那么多医生，都说没有病，家属首先会对患者产生怀疑，认为其无病呻吟，彼此之间也容易产生矛盾。而患者的痛苦真实存在，需要反复就医。

【思维认知】

接诊此患者，首先鉴别疾病的严重程度，从多次就诊都查不出原因，可知非器质性疾病，痛处并不明确，无压痛部位，可知此为"功能性"的疾病。治疗重在发挥中医辨证施治的优势，但在治疗中需要与患者进行良好的沟通，同情她之疾苦，认可她之病情严重，鼓励她可以治愈，从而达到医患同心之境界，而收事半功倍之疗效。

【实战方案】

2021年9月12日初诊：胸中连剑突下疼痛半年，饮食明显减少，胃镜显示浅表性胃炎，小便黄，大便干结不畅，需服用通便药物。夜间口干苦明显，舌暗红，苔少，脉弦细如丝。予麦门冬汤加减，麦冬 20g，法半夏 5g，南沙参 10g，佛手 6g，桃仁 15g，郁金 6g，炙甘草 10g，白芍 10g。7 剂，水煎服，日 1 剂，分两次服用。

按语：患者症状、舌脉均提示阴津不足，且有热象，但脉弦细不足，可知虚弱已极。用药应重在补益，且力道不宜峻猛，更不宜用清热药。麦门冬汤养胃阴而降胃气，无寒凉之弊，故选之为主方，人参则改用甘寒养阴之南沙参，以免上火；加入佛手、郁金、桃仁，理气活血止痛，而不耗伤阴液；加入白芍养阴，缓急止痛，且可通便。

2021 年 9 月 19 日二诊：胸中及心下不再觉痛。大便稍通畅，小便仍黄，口黏而苦，舌由瘦红转为淡胖，苔薄白剥脱，脉左细右弦。处方予麦门冬汤加减，麦冬 20g，玫瑰花（后下）5g，南沙参 15g，佛手 6g，白茅根 30g，郁金 6g，炙甘草 10g，白芍 10g，炒栀子 9g，法半夏 3g。7 剂，水煎服，日 1 剂，分两次服用。

按语：服药得消，阴液见复，守方再进。因热象仍突出，故加甘寒清热生津之白茅根、清热之炒栀子，并加玫瑰花轻轻疏理肝气。

2021 年 9 月 26 日三诊：仍余口干口苦，尿黄。大便 2～3 天一次，以前是 5～7 天一次且需要辅助通便。舌体淡胖，水润。脉细。处方予理中汤加减，党参 9g，生白术 10g，炙甘草 5g，炮姜 5g，白芍 10g，佛手 5g，玫瑰花（后下）5g，酒女贞子 30g，菟丝子（包煎）20g，生地黄 10g，南沙参 15g，枸杞子 15g。5 剂，水煎服，日 1 剂，分两次服用。

按语： 阴液已恢复，中阳不足之象显露，仍有虚热。小剂量理中汤温中阳，党参仅用 9g 配伍甘寒之南沙参 15g，干姜改为炮姜，均是为了避免温阳太猛，伤阴上火；保留白芍柔肝、生津通便；保留佛手、玫瑰花疏理肝胃气机；所余之虚热，用清热之法未能彻底改善，改予补肾阴之法，故加用女贞子、菟丝子、生地黄、枸杞子。

2021 年 10 月 10 日四诊：脉弦，舌淡红，苔薄白，剥脱。症状仅余夜间口干苦。处方予补气养阴之品合封髓丹，党参 10g，枸杞子 10g，南沙参 20g，玉竹 15g，莲子心 6g，酒女贞子 30g，盐黄柏 6g，砂仁（后下）2g，炙甘草 15g，玫瑰花 6g，菟丝子（包煎）10g。7 剂，水煎服，日 1 剂，分两次服用。

拟丸药方：醋龟甲 60g，人参 60g，麦冬 60g，砂仁 20g，莲子心 30g，黄柏 20g，生白术 30g，干姜 20g，白芍 30g，新会陈皮 20g，炙甘草 30g，石斛 50g，熟地黄 60g。制作为水蜜丸，每日 3 次，每次服用 6g。

按语： 用药思路均为补脾胃，养阴，以使虚火潜藏。略佐行气之品，使补而不滞。

【治疗小结】

2022 年 4 月随访，患者服药后各症状基本痊愈，饮食恢复正常，体重逐渐增加。就在一切都好转之时，患者竟然又去做了一次胃镜检查，生怕有什么病遗漏，可见心理认知改变之难。本患者治疗中，重在处理养阴、健脾胃、清热、通便之间的关系，只要从"脾阴不足"来认识本病，便可迎刃而解，所谓补脾阴，即用益气养阴之品，使养阴而不碍脾胃，又性偏寒凉，有一定清虚热作用。

杂合以治破解病机复杂的哮喘

【医案提要】

患者是 54 岁女性，久病多病夹杂，肺系疾病外还有溃疡性结肠炎、腰椎疼痛、沿着肺经和大肠经生长的神经性皮炎。目前最突出的症状是自幼的哮喘病发作，喉间有声，鼻炎发作而鼻塞，动则喘促，胃肠极度怕凉物，周身极度怕热，稍热则汗出明显，下肢水肿。3 个月以来四处就诊无效，痛苦不堪。经辨证施治，寒温并用补泻兼施而取速效。

【医疗背景】

患者是脾胃病科同道的一位患者，因溃疡性结肠炎在他们科就诊过，医患之间颇为和谐。近期患者因肺系疾病发作，四处求医不愈，咨询于同道可否推荐医生，遂由笔者诊治。患者的哮喘病史已近 50 年，平时生活尚无障碍，但稍有寒热不调即会出现咽喉部哮鸣之音。本次加重，患者未能追溯出明显的诱因，观其走路不过百米即要喘促休息，时值冬日，仍可见其汗出淋漓。下肢无力，水肿，压之凹陷。

【医患困境】

患者病情严重且复杂，因复杂故难以表现出一种病的典型症状，使用本病的标准治疗方案，收效有限，及时更换到更好的西医院，也是一样的治疗结果。这是患者屡屡更医仍无效的根本原因，也是患者和接诊医生所面临的共同困境。中医药注重整体观念，合格的中医会捋出来一根发病的主线索，分出主次，拟定治疗方向，在大方向确定之后，具体用药上不妨多多使用"头痛医头，脚痛医脚"的对症药物，从而提升疗效，破解困局。

【思维认知】

患者为慢性疾病急性加重，虽然患者本人追溯不出加重诱因，但从中医视角来看，最常见的为外感诱发、劳累诱发、情志诱发、饮食诱发。患者为肺系之疾加重，急性发病时伴随鼻炎症状，此为外邪侵袭发病。治疗应注重祛邪外出，给邪气以出路。本病的另一重视角，"动则喘促，胃肠极度怕凉物，周身极度怕热，稍热则汗出明显，舌淡紫齿痕水润"，典型的真寒假热，阳气虚而有外越之势，所谓恶热、稍热、稍动则汗出，均是阳气不能固守，浮越于外之表现，治疗应温阳固脱。二者谁是谁非呢？笔者的选择是通过"委婉"用药，初治时祛邪而不伤阳，后续补阳而不助热。因为单纯用温阳固脱，是危重症命悬一线时的被迫选择，这位患者若用此法反而会出现种种不适症状。

【实战方案】

2019 年 11 月 21 日初诊：动则喘促，恶热汗出，下肢水肿。鼻塞不通，少涕难出，涕经后鼻滴流至咽，咳嗽痰黏难出，咽部干痛夜甚，稍稍饮水，片刻即尿。胃肠极度怕吃凉的，即使饮用常温之水，亦会觉得受寒。舌质淡紫水润，苔薄白，脉沉小滑数。处方予《千金》苇茎汤合辛前甘桔汤加减，生薏苡仁 30g，炒冬瓜子 15g，桃仁 10g，丹参 20g，桔梗 10g，芦根 30g，南沙参 20g，炒苦杏仁 15g，炒牛蒡子 15g，辛夷（包煎）10g，防风 9g，生甘草 15g，炒僵蚕 10g，生麻黄 5g，川牛膝 15g。7 剂，水煎服，日 1 剂，分两次服用。

按语：慢性病急性加重，祛外邪是速效之法。所选主方甘淡润微寒，轻轻宣肺通窍化痰、渗利水饮之邪，使内外邪气交织之势缓缓解开。辛前甘桔汤，疏风通窍而不燥，苇茎汤化痰止咳理肺而不伤阳。加入南沙参益气养阴清热化痰，麻黄配伍杏仁宣降肺气，僵蚕利咽喉，川牛膝引气血下行、引火热下行，兼有补益肝肾之效。

2019 年 11 月 28 日二诊：诉服药至第三剂即觉诸症大好。鼻塞渐通，咳喘缓解，汗出已止，活动量增加，水肿略消。舌淡暗苔薄白，脉沉小滑。处方予《千金》苇茎汤加减，生薏苡仁 30g，炒冬瓜子 15g，桃仁 20g，桔梗 10g，芦根 30g，炒苦杏仁 20g，生麻黄 9g，川牛膝 30g，冬瓜皮 15g，生桑白皮 20g，丝瓜络 20g，滑石块 30g，钟乳石 30g，炒苍术 15g，酒当归 20g。7 剂，水煎服，日 1 剂，分两次服用。

按语：外邪已解，保留苇茎汤理肺。麻黄、杏仁、桔梗、桑白皮宣降肺气平喘以通水气；冬瓜皮、丝瓜络、滑石块，甘淡寒利水导热外出；川牛膝、钟乳石温补降气纳气；苍术、当归扶正，兼能止咳平喘。

2019 年 12 月 5 日三诊：喉间仍有哮鸣音，仍有鼻涕倒流。恶热汗出已愈，下肢水肿已全消，尿频缓解。腰仍痛，下肢乏力。舌暗淡，苔薄白腻，脉沉略化。处方予射干麻黄汤合辛前甘桔汤加减，冬瓜子 15g，桃仁 20g，射干 10g，生麻黄 6g，细辛 3g，紫菀 30g，炙款冬花 15g，法半夏 6g，五味子 10g，南沙参 30g，生前胡 9g，辛夷 10g，苦桔梗 10g，生甘草 10g，防风 6g，钟乳石 30g，生磁石 30g，核桃仁 30g。7 剂，水煎服，日 1 剂，分两次服用。

按语：治疗重点转移为射干麻黄汤解决"喉间哮鸣"，辛前甘桔汤攻克"鼻涕倒流"，钟乳石、磁石、核桃仁纳气温肾以治喘并缓解"腰痛下肢乏力"，冬瓜子、桃仁、南沙参理肺。

2019年12月12日四诊：患者已恢复至平时状态，闻油烟等异味仍有咽喉疼痛，活动量大仍有喘息，腰痛下肢乏力。处方予金水六君煎加减，川牛膝30g，桃仁20g，核桃仁30g，射干10g，西青果10g，炒僵蚕10g，酒当归20g，熟地黄30g，法半夏9g，陈皮6g，茯苓30g，生磁石30g，蜂房10g。7剂，水煎服，日1剂，分两次服用。

按语： 恢复平时状态后，重在巩固。金水六君煎补肾阴填精以化痰平喘，配伍磁石、蜂房纳气温肺，川牛膝、桃仁针对腰痛下肢乏力，射干、青果、僵蚕针对咽喉疼痛。

2019年12月19日五诊：咽部夜间仍干痛，喘息、腰痛缓解，下肢乏力。舌暗淡，脉沉弱略滑。予温肾纳气之品合丹栀射郁汤加减，炒僵蚕10g，熟地黄60g，川牛膝、怀牛膝各30g，威灵仙15g，蝉蜕10g，炒三棱30g，醋莪术30g，西青果10g，生牡丹皮15g，生栀子10g，川郁金15g，蜂房10g。7剂，水煎服，日1剂，分两次服用。

按语： 重用熟地黄，配伍蜂房补肾填精纳气温肺以治本；用川怀牛膝、威灵仙针对下肢无力；炒僵蚕、蝉蜕、炒三棱、醋莪术、西青果、生牡丹皮、生栀子、川郁金（后三味是耿鉴庭喉科丹栀射郁汤主药），从不同角度达到治咽痛效果。

【治疗小结】

经上述治疗后，患者基本恢复常态，因不愿再远程奔波持续服药，治疗告一段落。截止到 2022 年 4 月，患者未再出现严重的呼吸病急性发作，可维持稳态。

附：老年咳喘至肋骨折断者

同道收治一位九旬老奶奶，慢性阻塞性肺疾病急性加重咳喘严重。此前住院曾用厚朴麻黄汤颇佳，但此次慢性阻塞性肺疾病急性再发，咳喘甚，肋骨因剧咳而折（老年骨质疏松是根本），纳食差。舌嫩淡红苔白腻。用尽化痰、化饮、消导诸法，无效。向笔者求助，查其高龄、苔虽白腻舌面却干，屡用祛实邪之法无效，遂予金水六君煎加减。熟地黄 30g，生地黄 30g，清半夏 15g，陈皮 30g，苍术 30g，茯苓 60g，桂枝 15g，炙甘草 10g。服药数剂，腻苔顿失，咳喘显著缓解，病情遂逐日好转。类似的金水六君煎治验还有很多。（**按**：此患者舌苔曾请桑希生教授点评，仅就舌象而言，认为接近腐苔，常发生于体弱免疫力很弱的患者，阴津不足或平素有伏饮，又感受外邪，阴伤热蒸，苔厚而浊，患者除了发热常有五心烦热、盗汗，本质上是阴虚外感，治疗上多以六味地黄汤为主。这样的病情在以前的北方经常见到，用抗生素反而不好，一般用六味地黄汤 1～2 天即可热退咳止，现在这样的病情比较少见。）本例患者服用金水六君煎前后舌象对比如下（图 25 ）。

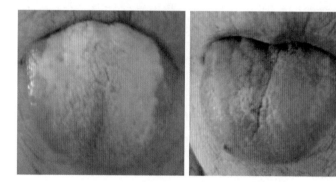

图 25　患者服金水六君煎前后舌象对比

多次呼叫 120 急救的胸痛患者

【医案提要】

患者是 35 岁女性，近 1 年来时常胸痛发作，夜间尤多，伴有"濒死感"而呼叫 120 至急诊就诊，但心电图检查基本正常。经予血府逐瘀汤加减治疗后痊愈。

【医疗背景】

在北京培训期间，同学得知笔者为中医急救医生，便将其近来苦恼相咨询。自从疫情出现以来，开始出现胸痛症状，常在夜间发作，发作时的感觉是"要死去一样"，到医院做完心电图后，胸痛便可缓解，心电图无异常。去急诊的次数多了，医生连心电图都不愿意做，告知回家休息即可。笔者观其面色晦暗无华，询问近来的工作、生活状况，得知近段以来工作受影响较大，对于事业忧心忡忡。这正是其发病原因。

【医患困境】

患者的病痛真实存在，但西医查不出来原因，自然无法治疗。这是医疗所面临的困境。此类疾病，中医药是破解困境的不二之选。

【思维认知】

年轻人因胸痛或胸闷反复至急诊就诊，时常可以遇到，一般被称为"神经官能症"。从中医视角来看，起病多有原因，过于劳累为最常见病因，劳累包含熬夜劳神、久思劳心。因作息不良，耗伤气血、伤正气为发病之本，痰饮血瘀为发病之标。少数人毅力强大者可自行缓解，所谓"勇者气行则已"，过于担忧病情者，常导致久久不愈，所谓"怯者则着而为病也"。部分患者因病症久不得解，而学习中医，最终痴迷偏执于中医无法自拔。王清任之血府逐瘀汤是治疗本病效率颇高的处方，随症加减即可。但服药之前的医患沟通至关重要，要认同患者的痛苦，并告知患者病起有因，经治疗可愈。

【实战方案】

2021年5月12日初诊：面色晦暗无华，极度疲乏；眠差，纳食少，怕进食冷物；二便正常；月经量极少，不按时行经。舌淡，苔薄白。脉沉弱。处方予血府逐瘀汤加减，南沙参30g，熟地黄30g，当归15g，炒白芍15g，桃仁10g，红花10g，炒枳壳10g，炙甘草10g，柴胡10g，川芎10g，桔梗10g，怀牛膝15g，肉桂6g，苍术10g，干姜 6g，加生姜 4 片，大枣 4 枚掰开同煎。7 剂，水煎服，日 1 剂，分两次服用。

按语： 王清任原书即有血府逐瘀汤治胸痛如神之记载。患者脉虚弱经量少，气血均虚弱，加用南沙参补气、熟地黄补精血。血府逐瘀汤全方偏寒凉，加入肉桂、苍术、干姜以佐制寒性。

2021 年 5 月 21 日二诊：仍疲乏，服药期间未再胸痛，睡眠稍好。舌脉同前。自拟处方予南沙参 30g，生白术 15g，木香 5g，当归 15g，炒白芍 15g，佛手 10g，郁金 10g，炒枳壳 6g，炙甘草 10g，柴胡 6g，川芎 6g，桔梗 10g，怀牛膝 15g。7 剂，水煎服，日 1 剂，分两次服用。

按语： 服药已效，逐渐增加调理脾胃之品，以培土补虚。

2021 年 5 月 30 日三诊：仍觉乏力，两胁略有不适，服药有口干咽干表现。舌淡红，边有齿痕，脉较前有力。自拟处方予南沙参 15g，生甘草 10g，黄芩 6g，柴胡 9g，炒枳壳 9g，白芍 9g，炒麦芽 15g，丹参 15g，生白术 15g，生黄芪 15g，知母 9g，桔梗 6g，郁金 10g。7 剂，水煎服，日 1 剂，分两次服用。

按语： 仍以南沙参、生白术、生黄芪、白芍补益气血为主，柴胡、枳壳、麦芽、郁金调理肝脾运化为辅，丹参活血而安神，稍佐寒凉之黄芩、知母、郁金防止上火。

2021 年 10 月 31 日四诊：患者服药后恢复正常。时隔 5 月再次出现夜间偶发心前区刺痛求诊，程度较轻，近期劳累时曾有头晕、呕吐。二便调。舌淡红，脉弱。予自拟方：南沙参 30g，茯神 20g，郁金 9g，桂枝 3g，佛手 9g，丹参 10g，醋龟甲 6g，生黄芪 9g。7 剂，水煎服，日 1 剂，分两次服用。

按语：患者病情轻微，予小剂量补气血、理肝胃、清心安神治疗。

【治疗小结】

患者经上述治疗后完全康复。对于患者的病痛笔者虽能理解，但无法感同身受，笔者在思考为何患者会出现这种恐惧？是否与西医学普及之后，大家对于心肌梗死和猝死格外关注相关？在西医的心肌梗死和猝死概念普及之前，即便有此类患者，是否也不会严重到必须多次呼叫 120 至急诊的程度？想必思维认知的转变，也使"神经症"的疾病症状发生了新的变化。

附：**反复胸闷痛或心慌晕厥案**

2019 年初秋，笔者硕士舍友的上级同事求其推荐中医诊疾。该患者 36 岁，已因胸痛或心悸晕厥多次经 120 送急诊，最近的一次被收入定点医院心内监护室观察了 2

日。详询起病原因，是公务繁忙、压力较大，某次值班熬夜后未休息，即坚持往常习惯于跑步机上锻炼6km。当时即觉心慌随即晕厥，此后反复发作，饥饿和劳累时尤其明显，发作时有濒死感，非常痛苦恐惧。患者睡眠欠佳，查舌淡胖，脉滑数。予小柴胡汤合温胆汤加减，柴胡15g，黄芩10g，南沙参30g，法半夏6g，枳壳10g，竹茹15g，茯苓20g，陈皮6g，郁金15g，炒酸枣仁60g，川芎10g。服药7剂后自觉胸部闷痛憋气感明显减轻，但其间仍有两次觉心慌心跳、手足麻，及时休息后未晕厥。复诊脉沉略滑，左寸脉有涩象，予血府逐瘀汤加减，7剂后基本痊愈。最后一次因感冒鼻塞，觉胸闷有复发迹象，予解散外邪之品合入温胆汤中，7剂而愈。用药为南沙参20g，桔梗10g，黄芩6g，生甘草10g，辛夷（包煎）10g，茯苓15g，丹参15g，陈皮6g，法半夏9g，枳实10g，竹茹15g，菖蒲10g，远志10g，生磁石（先煎）30g。截止到2022年4月，未再发作。

四诊治愈的贲门失弛缓症

【医案提要】

患者是 37 岁女性，因近期下咽食物觉在食道停滞，就诊于消化科完善胃镜检查考虑贲门失弛缓（图 26），接诊专家建议先请中医诊治。先后予以血府逐瘀汤、柴胡桂枝干姜汤、乌梅丸治疗而愈。

【医疗背景】

患者为妻子家的亲戚，最近 1 个月无明显诱因出现食物下咽不顺畅，逐渐加重。据其描述："吃东西的时候下咽的过程缓慢，能感觉到食物一点点地往下走，有时候感觉食物停下来不往下走；不吃东西也有感觉，不疼，就是别扭、难受，有的时候能难受醒，偶尔反酸，无胃灼热，总感觉胃里有气往上顶。"这些症状使其联想到了一种恶性疾病——食道癌，中医叫噎膈，属于古代的难治"四大症"之一。她就诊于当地实力雄厚的医院完善了胃镜检查，报告显示"贲门失弛缓（轻度）；非萎缩性胃炎"，专家建议不做手术，先看中医吃点中药试试。因想起来我们从事中医，便向我们求助。我们问诊了其他症状，大便偏

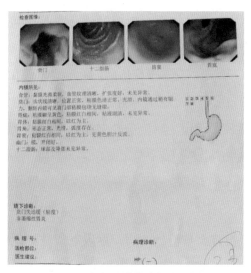

图 26 　患者胃镜检查报告示例

稀，口干，偶尔口苦，平时爱喝水，想吃凉的，爱上火，嗓子总有点痰，不爱出汗，爱着急发脾气。

【医患困境】

贲门失弛缓症发病原因不明，医学界认为可能与神经、精神、免疫、病毒感染、炎症、遗传等因素有关。一般认为属于"神经源性疾病"，通过钡餐、食管测压、胃镜等检查以辅助诊断，胃镜检查的意义并非直接确诊贲门失弛缓，而是排除肿瘤等病变。本病药物治疗缺乏特效，目前镜下 Heller 括约肌切开术是治疗本病的首选方法，手术技术要求高，术后能缓解一些症状，但有形成瘢痕狭窄风险及术后复发等不可控结局。本患者病情较轻，手术后疗效未知，而口服药物治疗疗效更差，2018年国际食管病协会发布的贲门失弛缓症指南评价道"关于治疗贲门失弛缓症的口服药物仍乏善可陈"，这可能是本患者的治疗所面临的最大困境。而接诊专家能主动提出，不建议手术，先试一试中药，就避免了医疗陷入困局。

【思维认知】

对于没有亲自治过的病，可以查阅文献，中国知网以"贲门失弛缓"为主题检索仅100余篇文献，中医仅2篇。对于无可参考的病，只好发挥辨证论治的优势以破解困局。食道起于咽喉，经胸中而至"心下"，张仲景诸多条文提到"胸中"，可能涵盖食道疾病。本病初诊时因其详细描述"食物下咽"的经历，唤起了笔者对血府逐瘀汤之主治"食物从一侧下"，遂从此处破解本病。笔者之所以对于患者描述食物经食道的事情非常敏感，是源自某医院实习的一个小经历，以终身"北医人"自豪的专攻中医治肿瘤的退休老主任，声色俱厉地斥退了一位全职照顾家庭的女性，她主诉即是"感觉食物是从胸左边咽下去"的，让之退号找一份工作从而走出"没事找事"的困境。笔者后来看到《医林改错》罗列的血府逐瘀汤主治中就有"食自胸后下……食入咽，有从胸右边咽下者"。

【实战方案】

2021 年 3 月 3 日初诊：食物下咽不畅，胸中窒塞不舒，常觉胃里有气上顶，夜间可因此而醒来，需站起来或坐起以缓解。偶尔反酸，无胃灼热。口干略苦，思凉饮，易上火，咽中常有痰，不爱出汗，易怒。面颊可见色斑。大便偏稀。舌尖可见红点，苔薄白腻（图 27A）。处方予血府逐瘀汤加减，生地黄 30g，当归 10g，桃仁 20g，红花 10g，枳壳 15g，炙甘草 10g，赤芍 10g，柴胡 10g，川芎 10g，桔梗 6g，川牛膝 15g，肉桂 6g，炒白术 15g。7 剂，水煎服，日 1 剂，分两次服用。

按语：《医林改错》血府逐瘀汤之主治中有食物不循常道而下，原本下咽食物的过程是不会感受到的，而患者能感受到是感觉出现了异常，故选此方。患者尚有易上火、舌尖有红点等热象，易怒是肝气郁滞，血府逐瘀汤具有调和肝脾、凉血之效。但对于薄白腻苔、大便稀等脾湿之象略有不利，故加入肉桂、炒白术以反佐。

2021 年 3 月 11 日二诊：胃脘紧滞、气上顶之不适感频率减少至 1～2 天出现一次，程度同前，发作时需要多次用力将气打嗝而出方觉舒缓。服药期间，夜间入睡因胃脘不适醒来仅发生 2 次。口干喜饮，怕吃凉物，曾吃菠萝后出现夜间胃中不适。小便偏黄。舌淡红苔薄白

（图 27B）。处方予柴胡桂枝干姜汤合枳术丸，柴胡 15g，桂枝 10g，干姜 10g，黄芩 10g，天花粉 10g，生牡蛎（先煎）30g，炙甘草 10g，枳实 15g，苍术 15g，炒白术 15g，荷叶 10g，炒麦芽 30g。7 剂，水煎服，日 1 剂，分两次服用。

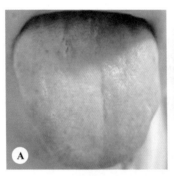

初诊舌象　　　　　　　二诊舌象

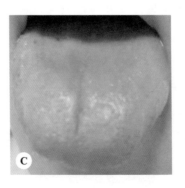

三诊舌象

图 27　患者历次就诊舌象

按语：服药取效，舌红苔腻之象已缓解，气机较前舒畅。患者既有口干溲黄热象，亦有胃怕进食冷物、便稀等脾寒之象，改予柴胡桂枝干姜汤从气分调和肝脾。症状发作时以气滞胃脘，气机不降为表现，故合入枳术丸。

2021年3月19日三诊：服药前5天未出现胃脘胸中窒碍症状，感觉如常人一样。第六日凌晨4时多胃上堵而醒来，一天都觉得胃堵、气不通。第七日略有缓解。口干喜饮，大便黏。舌象如图27C。处方予乌梅丸，乌梅10g，细辛3g，肉桂6g，黄连3g，黄柏3g，当归9g，党参10g，川椒10g，干姜9g，附子6g。7剂，水煎服，日1剂，分两次服用。

按语：症状继续好转，不可因一日之不适而尽弃前功。厥阴主令之时发病，气上冲心，予乌梅丸寒热并用、补泻兼施。

2021年4月7日四诊：下咽无不适感，未再出现胃脘胸中窒碍。服用乌梅丸前3日曾有过下咽时胸中疼痛，现已缓解。目前无不适症状，饮食良好，胃脘不胀，排便正常。乌梅丸原方续服7剂。

【治疗小结】

患者经上述治疗后痊愈，2022年4月随访，无复发。

附：被假孝顺耽误的贲门失弛缓症

某日后勤人员询问贲门失弛缓症哪家医院手术专业，告之原炮兵现火箭军医院最佳。出于关心多问了几句病情，得知其母亲年逾八旬，食物难以下咽，月余仅进食稀汤，现于 301 医院就诊，考虑"贲门失弛缓症"，建议至开展此项手术之医院手术治疗。余告之高龄久病体弱，手术风险较高，想必医生不会同意手术，强烈建议中药治疗。即刻视频查看，老人体瘦静默而双目有神，舌瘦红而干，询问大便干结，每隔数日需灌肠方能排出少许球状粪便。当即书写脉案：贲门失弛缓症，舌瘦红，便干结，口吐黏涎。怕冷。麦冬 120g，法半夏 20g，南沙参、北沙参各 30g，生大黄 30g，生甘草、炙甘草各 20g，干姜 30g，威灵仙 30g，白芍 60g。7 剂，每剂浓煎频服。患者状类"噎膈"，津液枯竭，故予大剂量麦门冬汤，稍佐大黄干姜温通大便，威灵仙白芍缓急解痉，白芍亦可润肠通便。据云勉力服药 1 剂后，可进半流食少许，但众家属终认为下咽困难，服药不易，岂如"开刀"之确切？前往寻求手术，医院婉拒之。众子女以为遍诊京城名医，均告束手，病已不治，孝已尽到。归家以待，月余方殁。其实，此方可救此病，若觉喂药困难，可放置胃管喂服，若徒手放置胃管困难，可借胃镜放置。既有胃管，营养得续，药物缓缓取效，病可渐除。惜此老人松柏之质，却因难以下咽而消耗亡故。人间之孝，多有关乎面子者，能以理智与恒心力排众议，不畏艰难，使病卧尊长获益而行真孝者，鲜矣！

不愿手术切除的舌下腺囊肿

【医案提要】

患者是 40 岁男性，患舌下腺囊肿月余。囊肿如鹌鹑蛋大小，此病属于外科病，口腔医院建议手术切除。患者不愿意手术，寻求中医治疗，予以补气、化痰、清热、化饮等治疗而愈。

【医疗背景】

笔者曾经将治疗过的一例舌下腺囊肿，整理为个案报道发表，后来又收入著作《学医七年》中。患者读到文章后辗转求治。与笔者治疗的那例相比，他的囊肿发病时间较长、体积更大。反复向他确认拒绝手术治疗之后，笔者开始用中医方法帮他攻克。

【医患困境】

本病对于口腔科医生来说属于常见病，手艺精良者切除治疗并不太难，治疗不存在困境。但患者拒绝手术，希望通过中药治疗解决，由此便面临了困境。对患者而言，囊肿过大受挤压或食物摩擦破溃后又会长出新的更大的囊肿，如此反复，非常担忧，寝食不安。对于中医来说，通过内服中药治疗本病经验很少，古来外科都选择刺破以治疗，如《外科正宗》都说用剪刀剪破即愈，不知陈实功等是否会面临很多剪破后继续长得更大的患者。在治疗这个患者之前，笔者只治疗过两例。

【思维认知】

舌下腺是人体正常分泌唾液的腺体，腺体的排泄导管阻塞，便会发生囊肿。至于腺体导管为何阻塞，并没探明。笔者选择帮助患者攻克，是因在笔者看来，导管既能"由通到塞"，自然可通过治疗实现"由塞到通"。就笔者经历的 2 例患者来说，都有劳累上火的诱因，予以补气降火化痰散结等治疗，并充分休息而愈。

【实战方案】

2017 年 10 月 15 日初诊：舌下腺囊肿（图 28），拒绝手术。睡眠浅，进食寒凉容易腹泻。舌淡暗（图 29），脉沉弦细。予六君子汤加减，生黄芪 60g，党参 30g，清半夏 15g，茯苓 30g，炒白术 15g，苍术 15g，陈皮 10g，生甘草 30g，浙贝母 15g，天花粉 30g，生牡蛎 60g，升麻 30g，忍冬藤 30g。5 剂，水煎服，日 1 剂，分两次服用。

按语：生黄芪、六君子汤补气，陈皮、半夏加以浙贝

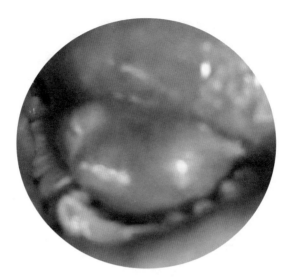

图 28　患者舌下腺囊肿照片

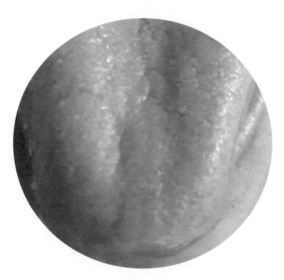

图 29　患者初诊舌象

母、天花粉、牡蛎化痰散结，重用生甘草、升麻、忍冬藤清热解毒。

2017年10月21日二诊：服药眠佳，囊肿未减。处方予柴胡桂枝干姜汤加减，柴胡20g，苍术30g，桂枝10g，干姜10g，生黄芪60g，党参30g，黄芩15g，天花粉30g，生牡蛎60g，生甘草15g，桃仁15g，丹参30g，竹茹30g。5剂，水煎服，日1剂，分两次服用。

按语：柴胡桂枝干姜汤加苍术温脾胃、清肝胆热、化饮，参芪补气，桃仁、丹参、竹茹活血化痰散结。

2017年10月27日三诊：无不适症状，囊肿同前。脉沉弦细，重取有力，清化之。处方予三妙汤加减，生薏苡仁30g，苍术30g，黄柏10g，忍冬藤30g，丹参30g，竹茹30g，茯苓30g，生牡蛎60g，浙贝母30g。7剂，水煎服，日1剂，分两次服用。

按语：患者睡眠及脾胃虚弱症状改善，但囊肿仍然未变化。重点予以清热解毒散结，消散囊肿。三妙汤加茯苓清热除湿化饮，重剂使用忍冬藤、丹参、竹茹、浙贝母、牡蛎清热化痰凉血散结。

2017年11月5日四诊：囊肿破，舌脉同前，加量再进。处方予二陈汤合消瘰丸加减，生薏苡仁30g，苍术30g，浙贝母30g，清半夏15g，茯苓60g，陈皮10g，三棱15g，莪术15g，玄参30g，生甘草10g，竹茹30g。7剂，水煎服，日 1 剂，分两次服用。

按语： 二陈汤化痰，加苍术、薏苡仁祛湿；消瘰丸化痰散结，三棱、莪术、竹茹，活血化痰散结。

2017 年 11 月 13 日五诊：囊肿大消，舌淡红，苔薄白，脉弦。化饮以防复发。处方予苓桂术甘汤加化痰活血之品，茯苓 60g，桂枝 10g，炒白术 20g，生甘草 15g，川芎 10g，皂角刺 10g，清半夏 15g，陈皮 10g，三棱 10g，竹茹 20g，郁金 15g。7 剂，水煎服，日 1 剂，分两次服用。

2017 年 11 月 21 日六诊：舌下腺囊肿又有发作迹象。舌体胖，舌质淡，苔白腻，脉沉弦，大便稀溏。治以调中健脾。处方予二陈汤合半夏泻心汤加减，茯苓 30g，炒白术 15g，鸡内金 15g，陈皮 10g，清半夏 9g，黄芩 6g，黄连 3g，郁金 15g，佛手 10g，炮姜 6g，生薏苡仁 30g。7 剂，水煎服，日 1 剂，分两次服用。

按语： 患者既往破溃后，数日又可增大如初。服用三诊药物期间破溃，此后未再增大。五诊、六诊调中化饮为主，六诊因囊肿又有发作迹象，加以少量清热之黄连、黄芩泻热。

【治疗小结】

患者服药之后，囊肿未再发作。2022 年随访，患者表示 5 年之内未再出现过囊肿。患者反复强调的感觉是，以前囊肿是唾液没有出路，最后一次破溃之后，舌底好像始终有一个小口，可以排泄出唾液。患者认为，这是囊肿不再起来的原因。对于本病的治疗，笔者仍然难以形成准确的认识，但补脾胃、平息阴火、化痰散结，是值得参考的方法。

附：笔者的患病经历

笔者在治疗完《学医七年》里收录的那例舌下腺囊肿不久，便觉舌下疼痛，当时一念闪过——不会要得舌下腺囊肿吧。怕啥来啥，不到 1 周就感觉舌下异物，起初是像葵花子仁形状的赘生物，逐渐就呈现囊性，最大的时候与本例患者的大小相仿。起初期待自愈，后来多次刺破过，越来越大，才决定服药，但服药数日无效便更换处方，始终未能解决。迁延半年，直到第二年暑假回家居住十余日，山间恬静自在，心无挂碍，早卧早起，不知不觉中，囊肿竟然痊愈。

抗感染乏效的急性阑尾炎

【医案提要】

患者是 17 岁女性，于市医院确诊急性阑尾炎，经校医院门诊输头孢菌素、甲硝唑 1 周，疼痛无缓解。遂求诊治，查舌苔白腻，予薏苡附子败酱散、平胃散、四逆散加减治疗，7 剂治愈，再服 7 剂防止复发。

【医疗背景】

姻亲某家之女 17 岁，开学数日出现右下腹疼痛，无发热症状。就诊于市医院查血常规显示白细胞为 $12 \times 10^9/L$，中性粒细胞占比 80.8%，血小板计数为 $402 \times 10^9/L$。腹部超声报"肠系膜淋巴结增大；右下腹管样结构，不除外阑尾炎可能"，确诊为急性阑尾炎。由校医院输注头孢菌素及甲硝唑 7 天，疼痛似有缓解，换医院再输液 10 日，仍是触之疼痛明显，因病情历时 3 周不愈，故求中医诊治。

【医患困境】

阑尾炎诊断明确，未达到急诊手术指征，抗感染是最合理的治疗。但经此合理治疗后，并未获得最佳疗效，这是医生和患者面临的困境。继续治疗下去仍然是抗感染、复查血常规、继续抗感染。如果感染指标都正常了，仍然有疼痛，是否还需要抗感染，就是个争议的话题。迁延日久，转成慢性阑尾炎的概率显著增大。及时选择中医破解困局，是明智之举。

【思维认知】

阑尾炎中医谓之"肠痈"，张仲景即清晰论述本病，并提供系列良方。我们只需继承好即可。后世用重剂金银花、红藤等治疗，可补仲景时代之不足。本患者突出表现在于舌苔厚腻，直接指明了治疗的方向——温化寒湿。但在寒湿之下，潜藏之肠痈，仍需予以解毒之品。诸法可单行，如温化寒湿，阴证转阳证后，再清热解毒消痈；亦可并行，诸法合于一方。前者可用经方原方，体现艺术性；后者复方以治，看似杂乱失于六经之理，却颇合实战求速效之"乱拳打死老师傅"之法。笔者通常选择后者！

【实战方案】

2019 年 9 月 5 日初诊：急性阑尾炎，输注抗生素 7 天仍痛，触之痛剧。舌质淡，舌苔白腻（图 30A）。湿浊不化，焉能治愈？湿邪重浊黏滞，不积极用药，易入络难解，转成慢性。处方予薏苡附子败酱散合平胃散、四逆散

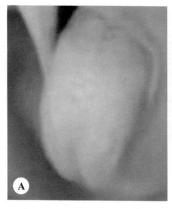
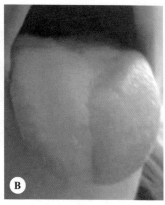

初诊舌象　　　　　　　　　二诊舌象

图 30　患者历次就诊舌象

加减，炒薏苡仁 30g，制附片（先煎）9g，败酱草 20g，红藤 30g，苍术 20g，茯苓 30g，厚朴 10g，乌药 15g，延胡索 15g，柴胡 10g，枳壳 15g，赤芍 15g，忍冬藤 20g。7 剂，水煎服，日 1 剂，分两次服用。

按语：薏苡附子败酱散温化寒湿治疗肠痈，但仅单味薏仁化湿之效有限，故合入平胃散；仅单味败酱草解毒力量有效，故合入红藤、忍冬藤；痛处在于厥阴经部位，故合入四逆散，加以乌药、延胡索，增强理气止痛之效。

2019 年 9 月 13 日二诊：服用 1 剂即开始改善。刻下痛大减，仅在用力按压时微微疼痛。舌质淡红，舌苔薄白腻（图 30B）。处方予薏苡附子败酱散合四逆散加减，炒薏苡仁 30g，制附片（先煎）20g，败酱草 20g，苍术 30g，草果 10g，茯苓 30g，厚朴 15g，乌药 20g，延胡索 15g，柴胡 15g，枳壳 15g，赤芍 30g，炙鳖甲（先煎）30g。7 剂，水煎服，日 1 剂，分两次服用。

按语： 肠痈之痛大减，故去掉红藤、忍冬藤；腻苔虽减却未全消，故加入草果增强温化寒湿之力；鳖甲散结通络搜剔余邪，防止邪留络脉，成为慢性肠痈。

【治疗小结】

患者服用 14 剂药物后完全治愈，2022 年 4 月随访，未再出现过不适症状。阑尾炎治疗并不很难，尤其现在西医学普及且发达，辅助检查可以清楚地判断病变程度，对于穿孔高风险的病例可以及时发现，积极手术干预，但这并不代表中医不能治疗此类患者。阑尾炎完全可以单纯使用中医药治疗，抗生素用不用两可。这是从理论的认知。现实是，正常人谁会得了急性阑尾炎后选择看中医吃中药呢？

附：抗感染乏效的特殊丹毒

患者是受业同门所接诊，男性，65 岁。有慢性心功能不全、肾功能不全、癫痫病史。喘促，下肢重度水肿，合并丹毒 5 天，红肿热痛。对于利尿剂疗效欠佳，对于丹毒抗感染疗效欠佳。患者丹毒出现破溃，渗出淡黄色液体，量多，就顺着腿一滴一滴往下流。患者无发热，大便正常。脉沉略数。针对丹毒除了抗生素之外，还有大剂量的四妙勇安汤，效果不明显。遂向笔者求助，分析认为患者属于"阴证"，丹毒难愈在于水肿不消，肿消则丹毒易愈。予防己黄芪汤加减，防己30g，生黄芪60g，生白术30g，生甘草15g，生姜30g，大枣30g，生薏苡仁30g，熟地黄30g，制附片30g，肉桂10g。患者服药1剂，下肢疼痛开始缓解，红肿减轻，渗出也比之前减少。服药总计7剂（因上级要求控制入量而停用中药），下肢水肿较前明显消退，丹毒的散漫红肿已经明显好转。后续规律换药而痊愈。患者舌象及丹毒变化见图31和图32。患者舌质淡紫、舌体胖、满布裂纹，是阳虚与阴精不足，故在防己黄芪汤中加用熟地黄、附子、肉桂。

　　本病患者特殊在于基础病较重，下肢水肿与丹毒交织在一起，使局部血液循环更差，静脉抗菌药物难以在局部达到有效浓度。丹毒作为急性感染，又会使原有的心肾功能不全加剧，而导致利尿剂利不出尿来，治疗陷入死循环。中药治疗能起转折病势之效，一旦阳气得以扶助，水肿开始消退，抗生素和利尿剂的效力也会显示出来。患者病情恢复迅速，与中西医学的融合治疗密切相关，实现了1+1＞2的效果。

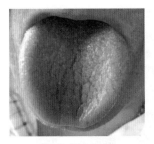 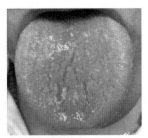

服药当日舌象　　　　　　服药第 3 天舌象

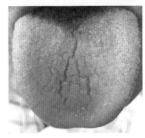

服药第 7 天舌象

图 31　患者舌象变化

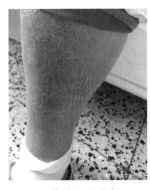 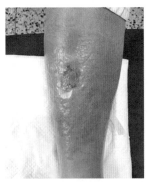

服药前 4 天丹毒　　　　　　服药第 3 天丹毒

图 32　患者丹毒变化

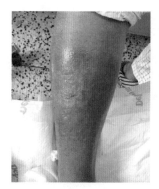

服药第 7 天丹毒

图 32（续） 患者丹毒变化

习惯性下颌脱臼十余年经针刺而效

【医案提要】

患者是 28 岁女性，习惯性双侧下颌关节脱臼十余年，喷嚏、大笑、哈欠、咀嚼较硬的东西等，均会导致下颌关节脱臼，自行活动颌关节即可复位。予针刺双侧下关穴、合谷穴，隔日 1 次，总计针刺 15 次，病情得到改善。

【医疗背景】

患者是麻醉专业的医生，笔者在 301 医院 ICU 学习时，她恰好也来转科受训。她属于纯正的反对以"中医为幌子行骗"的科学人士。我们常就中医与麻醉的问题进行探讨，发现她有习惯性下颌关节脱臼，便提议给她针刺治疗，她最终决定一试。她的下颌关节脱臼和复位，已经不会伴随任何痛苦，脱位和复位的过程，就像张口与闭口一样自然，每天会发生 10 次以上。笔者在为她针刺前揣穴时，触诊下关穴区让其张口时（本穴的取穴法即"下关张口骨支起"）发现患者的下颌骨的下颌头并不能像常人一样出现明显的凸起。此现象是因为她的下颌头天生偏小，还是长久脱位导致整个关节结构发生变化？只有完善核磁检查才能进一步探索。

【医患困境】

习惯性下颌关节脱臼，原因较多，通过对因矫正会有所改善。但本患者的脱臼，无从追溯原因，而且已经难以划分为"病态"，她已经达到了随时脱臼随时复位的程度，已经成为生活的一部分。没有好的治疗方法，也从来没有想过探索一种方法来治疗。但本病对于生活仍存在影响，与人吃饭时、交谈时，很容易"卡壳"，影响形象。

【思维认知】

本病我们学习过经口腔内复位和口腔外复位，这是对于下颌关节脱位后难以复位者的治疗，难以复位是因为关节囊、韧带还很有力量，复位之后自然也不再容易脱位。对于此患者的状况，无先例可循。但是读黄龙祥先生著作，在谈及时人对于古代腧穴功效的误判时，举过针刺合谷治疗下颌关节脱臼的例子，黄先生发现古籍记载的合谷穴有此功效，是针刺后达到自行复位，而非针刺辅助下手法复位。正是基于这一认知，笔者才敢于挑战此例习惯性下颌关节脱臼。

【实战方案】

双侧下关穴、单侧合谷穴。均予补法，每次留针 30 分钟。隔天针刺 1 次。总计针刺 15 次。

备用处方：患者舌淡暗，脉沉弱，属于虚证，予益气聪明汤。生黄芪 30g，党参 30g，炙甘草 10g，白芍 15g，升麻 10g，葛根 30g，黄柏 3g，蔓荆子 6g。

按语：患者要求减少针刺数量，故每次仅选择一侧合谷穴，两侧合谷穴交替使用。患者 ICU 学习结束后无法再针刺治疗，建议其服用益气聪明汤补气养血以治本。

【治疗小结】

患者在 15 次的针刺治疗中，感觉到下颌关节脱臼的情况逐渐减少。停止针刺以后疗效始终稳定，2022 年随访仍然保持稳定，只在偶尔非常过度张口时才出现脱臼。出于对中药肝肾毒性的恐惧，患者始终未服用中药。2019 年时，其陪同患中风后遗症的外祖父来请笔者拟方诊治，取得了一定的疗效。此后，患者不再执着于科普揭露中医问题，能更加客观公允地谈论涉中医话题。

附：肌肉拉伤针刺乏效

患者为笔者的同乡，男性，57 岁，肌肉拉伤月余不愈，臂膀疼痛严重，曾接受针灸治疗，疗效不彰。患者平素胃肠虚弱，易咽炎、胃灼热、腹泻，先后予半夏厚朴汤、乌梅丸等治愈。结合其素体状态和针刺治疗无效，考虑属于年龄偏大，经脉气血不足，外伤留瘀。拟方案如下。

1. 高度白酒点燃，于疼痛局部外洗，每日 2 次。

2. 生黄芪 15g，桑枝 30g，羌活 9g，独活 9g，桃仁 15g，苍术 15g，姜黄 15g，赤芍 15g，防风 10g。7 剂，水煎服，药渣趁热外敷。

经治疗 1 周，臂膀仅余轻微酸痛，后休养痊愈。以酒点燃擦洗患处，似乎市场有名为"火疗"，某明星曾夜间接受养生馆"火疗"而灼伤，此法一时成为众矢之的。余自幼外伤时，常由长亲以酒点燃擦洗，确有活血止痛之效，从医后回老家有因扭挫伤求治者，针刺之外会建议其采用此法，疗效尚满意。

来自新疆喀什的风心病心衰

【医案提要】

患者是 47 岁的女性，确诊风湿性心脏病 3 年，医生建议去大医院行心脏瓣膜置换手术，但患者始终未选择手术治疗。平素心功能低下，胃胀满，胸闷连背疼痛，予瓜蒌薤白汤、苓桂术甘汤等加减治疗，取得了满意的疗效。

【医疗背景】

患者是笔者所带教的喀什维吾尔族同学所联系的众多就诊亲友中的一员。患者体形肥胖，胸痛 5 年，近 1 年胸痛连及后背部、腋下、前臂酸痛不适，气短，咽部梗阻感，症状在夜间、劳累后、吃太饱后容易发作。发作时喜欢右侧卧位。活动耐力下降，行走缓慢，爬二楼吃力，整体怕冷，少汗，受凉后胸背部难受，但夜间又有后心胸及足底发热（夜间喜露出被子）。手及下肢发凉（九月就穿得很厚，需两三层袜子），无口渴。平素持续胃胀，饭量少。便秘严重，2～3 天 1 次，量少不畅。患者症状繁多，但以胸背痛、胃胀为主。

【医患困境】

风湿性心脏病瓣膜置换手术是重要的治疗，在此手术普及之前，仅能靠强心药物维持病情，但疗效有效。李可先生用大剂量破格救心汤所治心衰即早年无瓣膜置换术时的风湿性心脏病患者。本患者病情严重，但又无力承担手术，保守治疗的疗效不确定，这是医患面临的最大困境。中医作为有效的治疗方法，可以成为良好的补充，帮助患者缓解症状，破解困局。

【思维认知】

心力衰竭是中医认知比较透彻的一种疾病，也是中医的优势病种。最基本的治疗法则是益气、温阳、化饮、活血。因气虚阳虚导致气化功能衰退，血行乏力，血不利则化为水饮，水液停聚。《金匮要略》之"胸痹""痰饮""水气"诸方，基本足够心衰病之临床救治。可根据患者的具体病症，灵活选方。

【实战方案】

2018年11月26日初诊：胸痛5年，痛连后背、腋下、前臂1年，夜间或劳累或饱食加重，右侧卧位稍缓。活动喘促气短。纳食少，口不渴，胃脘持续胀满，大便不畅。每次月经 20 余日方止。舌淡暗，苔薄白。处方予瓜蒌薤白半夏汤、苓桂术甘汤、橘枳姜汤合方加减，全瓜蒌 30g，薤白 15g，清半夏 15g，茯苓 30g，苍术 30g，桂枝 10g，枳实 15g，橘红 10g，川芎 15g，生姜 10 片（每片如一元硬币大小）。7 剂，水煎服，日 1 剂，分两次服用。

按语：患者症状符合胸痹，故选用瓜蒌薤白半夏汤为主方；胸痹为阳虚而饮邪上扰于胸，故予苓桂术甘汤温化水饮；饱食加重症状、持续胃胀，均需治疗胃，故予橘枳姜汤；加入川芎一味活血通脉。患者叙述，服药一次后，胃中就像被抽空一样，从未如此舒服。此后再没有胃胀过。

2019 年 3 月 21 日二诊：患者服药后症状缓解停药。时隔 4 个月又出现症状加重，表现为缓行不足 50m 便须休息，走路稍快心脏像跳出来一样难受，需缓半小时左右，方可继续行走。时觉心慌、心悸。偶有两胁肋胀痛。纳可，眠可，大便正常，日 1 次，月经正常。最近因家事悲伤多哭。舌淡暗，苔薄白。处方予瓜蒌薤白半夏汤、小柴胡汤、甘麦大枣汤合方加减，全瓜蒌 30g，薤白 10g，清半夏 15g，柴胡 15g，党参 30g，炙甘草 10g，桂枝 15g，枳实 15g，浮小麦 60g，茯苓 30g。加生姜 10 片、大枣（掰开）10 枚。7 剂，水煎服，日 1 剂，分两次服用。

按语：患者发病诱因难以追溯，但情志不畅，首当调理。患者胸痹新增胁痛，故瓜蒌薤白半夏汤为主方，合入小柴胡汤，悲伤欲哭故合入甘麦大枣汤。

2019 年 4 月 5 日三诊：服药后心慌明显缓解，能快步走，爬两层楼，现左胁肋胀或窜痛，心情好转。眠差，入睡困难，至凌晨入睡。眼睛仍有发痒。纳可、饭后浑身乏力。大便不畅，色偏黑，日 1 次，量少，小便色黄，日 3 次，夜起 1 次。处方予茯苓杏仁甘草汤、苓桂术甘汤、旋覆花汤合方加减，茯苓 30g，桃仁 15g，杏仁 15g，炙甘草 10g，茜草 10g，旋覆花（包煎）20g，川芎 10g，桂枝 10g，生白术 20g，枳壳 10g，灵磁石 30g，炒酸枣仁 30g。加生姜 3 片、葱白 10cm 切碎同煎。7 剂，水煎服，日 1 剂，分两次服用。

按语：主方予茯苓杏仁甘草汤、苓桂术甘汤化饮。症状聚焦在左胁肋痛，故予旋覆花汤加入桃仁、川芎、枳壳，理气化痰活血通络止痛。磁石配伍酸枣仁潜镇养血安神。

2019 年 4 月 23 日四诊：患者目前乏力和心脏不适症状明显。胁肋胀痛好转。处方予苓桂术甘汤加参芪，党参 60g，生黄芪 60g，茯苓 30g，桂枝 30g，生白术 15g，苍术 15g，炙甘草 15g。加生姜 10 片、大枣（掰开）10 枚。7 剂，水煎服，日 1 剂，分两次服用。

2019 年 5 月 19 日五诊：轻度活动后心脏突然跳动较

前稍好转。全身乏力、醒后乏力感好转。活动耐力增加，之前行走五步就有症状，现行走距离较前明显延长，活动动作缓慢，凌晨口渴明显，胃灼痛连及后背，二便调，纳眠可。处方予苓桂术甘汤、瓜蒌薤白半夏汤加减，党参60g，生黄芪90g，茯苓60g，桂枝30g，苍术30g，全瓜蒌20g，法半夏15g，薤白10g，磁石（先煎）30g，生龙骨(先煎)30g，黄连5g。加生姜10片、大枣(掰开)10枚。7剂，水煎服，日1剂，分两次服用。

按语： 仍有劳累后心悸，故增加黄芪量至90g以补宗气，加入磁石、龙骨潜镇。胃灼痛连背，是胸痹症状再次出现，故继续使用瓜蒌薤白半夏汤，少加黄连针对胃灼热。

2019年6月22日六诊：心慌好转。并述及"原来头发一点都没有黑的，鬓角也都掉了，现在喝完药头发前面都黑了，鬓角也长出来了"。守方加减，处方予苓桂术甘汤、瓜蒌薤白半夏汤加减，党参60g，生黄芪90g，茯苓60g，桂枝30g，苍术30g，全瓜蒌45g，法半夏15g，薤白10g，紫石英（先煎）30g，生龙骨（先煎）30g，黄连5g，川芎15g，当归20g。加生姜10片、大枣（掰开）10枚。7剂，水煎服，日1剂，分两次服用。

按语： 加入紫石英温潜，以巩固疗效。加入当归、川芎养血和血，与参、芪相配伍实现气血双补。至于服药后头发变黑，此前也曾遇到，治同村邻居，其心梗后心源性休克经保守治疗后回家，已丧失活动能力。予益气温阳化饮治疗，患者守方服用百日，已可生活自理，能做简单事务，且头发由白转黑。此与茯苓化饮有关系。

2019年8月13日七诊：同学述那个心脏不好的姐姐药已吃完。她觉得现在很好，能抱着孙子爬四楼，无其他不适。笔者让她上方继续服用1周，予守方7剂。

【治疗小结】

患者服药后症状长期维持稳定。本病的治疗始终围绕益气、温阳、化饮、活血的大方向，每次根据突出症状，选择合适的主方，最终取得了较好的疗效。

疼痛难忍的车祸后血气胸

【医案提要】

患者是 72 岁男性，车祸伤致肋骨骨折，骨折刺破肺脏，手术入院后予以呼吸机辅助通气、胸腔闭式引流手术等治疗。呼吸平稳后脱离呼吸机，转入胸外科治疗。因胸痛，咳嗽则剧痛难忍求诊。予以对症使用理气活血止痛中药，症状快速缓解。

【医疗背景】

患者为友人之父，因外伤入院，诊断较多，"四根以上肋骨骨折不伴第一肋骨骨折、创伤性血气胸、创伤性湿肺（**按**：学术界已经不用这个名字了，而叫急性呼吸窘迫综合征，缩写 ARDS）、创伤性皮下气肿、纵隔气肿、高血压、头皮血肿、其他待排"。对于肋骨骨折，一般无特殊处理，都是予以包扎固定待期自愈，血气胸进行了穿刺放置胸腔闭式引流管，通过单向阀负压原理，把胸腔里的积血、积液、积气引流出来，肺的破损逐渐修复后，不再漏气渗血渗液，血气胸就算治愈，可以拔除引流管。放置闭式引流管后，患者被挤压的肺就打开了，呼吸逐渐恢复，1～2天就会拔除气管插管脱离呼吸机，尤其老年人，更应该及早撤机。患者离开呼吸机后，转入胸外科病房。因为疼痛剧烈，不敢咳嗽求助。

【医患困境】

对于疼痛有口服和肌注的止痛药物，目前最强力的是麻醉中或 ICU 中使用的瑞芬太尼，但是高效镇痛药都会抑制患者的呼吸，只在气管插管呼吸机辅助通气下使用。在普通病房里能使用的止痛药物，效力有限。患者需要保持清醒，保持自主的呼吸能力和咳嗽咳痰能力，才有可能促进肺地张开，促进积液积气的引流，避免坠积性肺炎的发生，但是又因为剧痛而不敢咳嗽。这是医生和患者面临的困境。这个困境只能交给时间，自己硬撑过去。如果选择使用中药，会有助于破除困境。

【思维认知】

多发伤都会伴有胃肠的问题，胃肠胀气，停止蠕动是最常见的，胸部外伤影响呼吸的胃肠障碍更常见。"肺与大肠相表里"在多发伤中的指导意义很大，疗效尤其快捷突出，外科病只要手术止损，恢复起来非常快，中药起效的速度也非常显著。本例患者胸痛、腹胀明显，但高龄，舌淡紫，是老年阳虚之体为本，急性创伤肺气不降、腑气不通为标。降肺通腑是治疗关键，但不能因为治疗用药而加重阳气损伤。

【实战方案】

2021 年 4 月 2 日诊治：体弱，咳嗽无力，咳时痛剧难忍，止痛药疗效有限。纳差，大便不通，疼痛烦躁难以入睡。平素体健，刻下腹满（图 33）。舌淡紫，苔薄白腻（图 34）。处方予理中汤、瓜蒌薤白半夏汤、香附旋覆花汤加减，人参（另煎）30g，干姜 10g，法半夏 15g，全瓜蒌 60g，薤白 15g，旋覆花（包煎）30g，制香附 30g，延胡索 30g，桃仁 30g，酒大黄 30g，枳壳 60g，桔梗 20g。加生姜 10 片、大枣（掰开）10 枚同煎。3 剂，1 剂分 4 次服用。

按语： 患者高龄创伤，元气虚弱，舌淡紫苔薄白是中阳不足，取理中汤之义，使用人参单煎补益元气，干姜保护脾胃阳气。病痛在胸，借用胸痹特效方药瓜蒌薤白半夏汤，合入治疗饮邪胸痛之香附、旋覆花。重用枳壳、桔梗理胸中气机与腹中气机。外伤瘀血，故加用延胡索、桃仁、酒大黄，活血止痛通便。

【治疗小结】

患者服药 1 剂，腹胀缓解，胸痛缓解，3 剂后顺利度

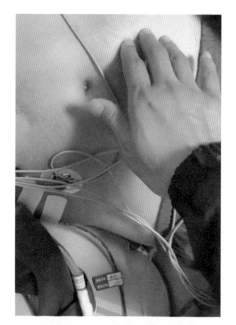

图 33　患者腹部胀满状况

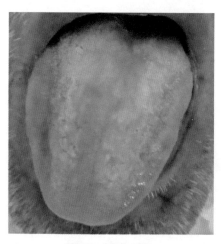

图 34　患者舌象

过困难期，饮食、二便、睡眠正常。很快就可以下地活动，并择期拔除了胸腔闭式引流管。

附：撞伤后的血气胸

2019 年初夏大学舍友求助，其母亲平素体健，体形肥胖，登高取物不慎跌落，右胸部撞击于桌角之上，痛剧难忍，就诊医院查 CT 显示肋骨骨折、血气胸，予以胸腔穿刺闭式引流。所面临的困境与 72 岁的老人一样。但舍友母亲形体壮实，腑实之证尤为突出，胸痛不敢喘息，腹胀如鼓，彻夜不眠，呻吟烦躁不休。X 线检查可观察到显著扩张的肠管（图 35）。处方予大剂量大柴胡汤加

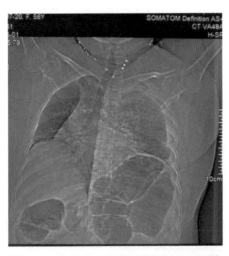

图 35　X 线检查可观察到显著扩张的肠管

减，柴胡 90g，枳壳 60g，酒大黄 30g，黄芩 15g，法半夏 30g，赤芍 90g，延胡索 30g，旋覆花（包煎）30g，天花粉 30g，当归 20g。2 剂一夜服完。服药半剂，矢气无数，顿挫病势，胸痛腹胀锐减。快速度过困难期，进入康复期。

纯用中药治愈了三例孕期发热

【医案提要】

第一例患者发热2周时发现早孕，且有先兆流产迹象，患者纠结于是否保胎，经中药治疗后热退，住院保胎治疗后指标趋于正常。第二例孕8周，外感发热，夹有孕吐，予以解表和胃治疗后外感痊愈。第三例孕23周，外感后鼻塞流黄涕，咯黄痰，但血象不高，不愿意服用西药，予以解表而愈。

【医疗背景】

上述3例孕妇均因发热前来发热门诊就诊筛查，对于怀孕都非常重视，出现病症之后，比较顾虑用药是否会影响胎儿。第一例患者，尤其焦虑难以抉择，生怕发热把胎儿烧坏，孕酮很低，是经过半年调理之后才成功怀胎。

【医患困境】

患者的困境是太关注于胎儿健康，对于很多用药比较排斥，又希望能改善症状。这是由患者带领医生一起进入的困境。从合理用药角度来讲，孕妇服用头孢菌素没有问题，新生儿也可以使用，不会对胎儿产生影响，治疗流感的抗病毒药物如达菲，孕妇可以使用，解热药物也可以使用。只是出于谨慎，药物说明书上都会包含"孕妇慎用"。如果进行义正词严地宣教，患者也可以接受用药。但有中医药可供选择，则很容易破解困局。

【思维认知】

孕妇发热的辨治，与常人思路无异，只是在用药上需要斟酌，比如同是解表的药物，要选择效力比较平和的，对于孕妇比较安全的，如紫苏叶、紫苏梗，本身就是治疗孕吐安胎的药物，用于治疗孕妇外感是非常合适的。

【实战方案】

1. 患者 31 岁，经半年中药调理才成功怀孕。但患者是最近几天才发现怀孕，此时已经发热 2 周，晚上热甚，体温最高 38℃。白细胞正常，考虑病毒性感冒。孕酮很低，考虑先兆流产，孕妇非常纠结，她认为发热可能把孩子烧坏，犹豫是否保胎，为此常常哭泣。发热伴随咽痛，舌淡红，苔薄白腻，右脉浮数。再三宽慰之后，同意先用平和之药退热，热退后妇科住院诊治。自拟处方予紫苏叶 6g，紫苏梗 6g，荆芥穗（后下）3g，薄荷（后下）3g，竹叶 10g，南沙参 15g，芦根 15g，白茅根 15g，生甘草 15g，黄芩 6g，连翘 6g，苍术 6g，生白术 6g。3 剂，煎煮频服微取汗。患者服药 2 天热退，妇科住院保胎治疗 5 天，各项指标好转而出院。

按语：患者当时郑重地问："你确定发热不会把胎儿烧坏吗？"这个问题想必她也问了妇科医生，医生把决策权推给她，由她自己决定是否保胎。笔者的回答是："这个问题，没有医生能给您准确的答案。治疗是医生在帮助你，你自己也要勇于承担起责任，不能把所有的问题都抛给医生。一般来说胎儿比我们想象中的坚强得多，而且无论如何，我们先把热退了，下一步决策就更容易了。"就此医患达成共识，一致对抗疾病。处方中因为要用药平和，所以多药小量协同以达到理想疗效。患者发热时间较久，使用了紫苏叶、紫苏梗、荆芥穗、薄荷 4 味具有解表发汗作用的药物；患者热度较高，夜间热甚，使用了竹叶、南沙参、芦根、白茅根 4 味具有清气分热的药物；因为有咽痛症状，使用了生甘草、黄芩、连翘 3 味解毒利咽药物；苍白术扶正安胎。

2.患者 27 岁，孕 8 周，自觉发热，流涕，咽干，头痛，体温 37.3℃。孕吐明显，吃点东西就呕。白细胞正常范围，考虑病毒感冒。舌红，苔薄少，脉沉细略数。自拟处方予南沙参 20g，桑枝 15g，芦根 15g，白茅根 15g，生甘草 10g，薄荷（后下）6g，荆芥穗（后下）3g，紫苏梗 6g。5 剂。服药当晚热退，继续服用，孕吐也好转了。

按语：患者外感症状轻微，使用桑枝辛凉通络为主，配伍薄荷、荆芥穗，止头痛缓解鼻涕；脉沉细是有不足之象，加用南沙参补气养阴化痰，加入芦茅根、生甘草清热生津。芦根与紫苏梗兼有止呕之效。

3. 患者 33 岁，妊娠 23 周 +4 天。因咳嗽咳痰 3 天，发热 5 小时就诊。咳大量黄黏痰，流黄涕，5 小时前出现发热，最高体温 38.2℃，自服"复方鲜竹沥"症状缓解不明显。刻下：发热，无恶寒寒战，咳嗽，咳大量黄黏痰，咽痛，鼻塞流黄涕，无头晕头痛，无胸闷胸痛，无腹痛，无腹泻呕吐，无尿频尿急，纳少，大便可。血白细胞为 8.84×10^9/L，中性粒细胞占比 70.5%，淋巴细胞为 1.60×10^9/L，C 反应蛋白为 18.17mg/L。考虑病毒性感冒。舌淡苔薄白，脉浮滑。中医诊为风温病，属于风热上受之证。处方予辛前甘桔汤加减，南沙参 20g，前胡 9g，桔梗 9g，生甘草 10g，防风 6g，竹茹 15g，浙贝母 15g，黄芩 6g，芦根 15g，荆芥穗（后下）6g。加入带皮鲜梨一枚，切碎同煎。3 剂。服用 2 剂后热退，痰涕大减，仍余咳嗽，嘱继续服用剩余药物而愈。

按语：患者春令感受风温之邪，邪气上受肺窍不利，故见鼻塞黄涕咳黄痰，治疗应疏散风热，但患者处于妊娠期，对于使用对症的西药及中成药有所顾虑，治疗采用中医的轻灵之法，不影响下焦，处方选用近现代名医张继勋先生治疗鼻渊之辛前甘桔汤，取其疏散风热通利鼻窍，去掉辛温力强之辛夷，滑利碍胎之天花粉、冬瓜子、薏苡仁，加入南沙参、芦根、竹茹、浙贝母、黄芩益气养阴清化痰热，取得了理想的疗效。

【治疗小结】

孕妇作为特殊人群，值得我们关注，属于中医治疗比较有优势的群体。对于孕妇的感冒发热治疗而言，不宜求速效，须求无过失，使用药性平淡之品，缓缓使外邪得散，不与内热或痰湿交织，则能收到满意疗效。

附：小儿高热淋巴结肿大血小板增高案

2018 年冬，4 岁的外甥发热 38.5℃，颈部淋巴结肿大肉眼可见，至医院查颈部 B 超显示：双侧颈部可及多发淋巴结肿大，左侧较大约 1.6cm×0.9cm，1.7cm×0.7cm，右侧较大约 1.5cm×0.9cm，1.5cm×0.46cm。血常规显示：白细胞为 $10.9×10^9$/L，中性粒细胞占比 55%，淋巴细胞占比 35.7%，淋巴细胞为 $3.89×10^9$/L，血小板为 $512×10^9$/L。建议住院系统检查。笔者建议暂缓住院，服用中药治疗。发热 2 日，少量清涕，食欲欠佳，舌红苔薄白腻。予荆防败毒散加解毒散结之品，荆芥 6g，防风 6g，生甘草 9g，茯苓 10g，川芎 10g，羌活 5g，独活 5g，柴胡 9g，前胡 6g，枳壳 6g，桔梗 10g，夏枯草 9g，连翘 9g。2 剂，每天 1 剂。因 1 剂药煮出较多，两天吃完第一剂，热退，淋巴结肿大消了一半。服用完第二剂后痊愈。

按语： 荆防败毒散本身就有解表消肿之效，加以清热解毒散结之夏枯草、连翘，效专力宏，故取效迅速。西医的辅助检查有助于中医认识疾病，判断疗效，但不应该轻易被指标束缚。

差点没治好的小儿呕吐

【医案提要】

小儿男性，2.5 岁，反复呕吐发作近 1 年，多次住院及胃镜检查，最终诊断为"小儿复发性呕吐"，因反复呕吐发作，体质虚弱，发育迟缓，久治难效，终以血府逐瘀汤彻底治愈呕吐，继予补益开窍之法治愈"语迟"。

【医疗背景】

同事之子，呕吐反复发作，多次至儿童专科医院就诊，行各种检查，最终原因不明，诊断为"复发性呕吐"。经我院前辈予小方施治曾稳定半年，此后再次发作，服药未能如前之效。1～2 周即发作，每发作则呕吐数日，面色淡白，形瘦颈软，无力哭闹，仅能予补液对症治疗。长此以往，难免夭折之悲剧。旁观不忍，遂主动施治。经辨治虚弱、眠差、易惊哭、便干结、汗出有人形，均应剂而解。而呕吐仍在 2～4 周之间发作 1 次，发作则症状同前，需 3 日左右才能恢复。作为主动提出施治的医者，进退两难。

【医患困境】

患儿诊断为神经性呕吐，没有特效的治疗方法，反复发作，体质虚弱，发育迟缓，这是患者面对的最大困境。自从笔者予中药攻克之后，也逐渐陷入困境，尝试诸多方法，均无法治愈复发性呕吐。当时心理格外煎熬，祈祷患者能主动放弃找笔者诊治，另请高明。

【思维认知】

本病治疗数月，仅谈治愈呕吐的关键转折点。患儿经调治后睡眠良好，饮食正常，在服药期间大便正常，体力、精力显著好转，与正常小儿已无区别。但仍然发作呕吐，而且发作前从无明显诱因，说发作便发作，上面表现为呕吐不止，下面表现为大便干结。常法无效。宏观来看，水饮停滞在胃肠而发呕吐（理气、温中、化饮、化痰、导滞、活血散结均无效）；肠道缺乏津液滋养而大便干结成球（大黄用至15g都不会腹泻，间断用大黄、大剂量生地黄、白芍、白术交替使用维持大便通畅）。似乎胃与肠之间梗阻而不通（胃镜检查完全正常、通畅），胃肠之关为幽门，何不针对幽门施治？遂选定幽门体表投影点，约在第二腰椎棘突旁开1.5寸（即右侧肾俞穴），以艾灸之。由"通幽门"而联系到李东垣所拟之通幽煎，遂选用血府逐瘀汤（属于通幽煎的升级版，有良好的通便作用），取义通便和"怪病多瘀"。经用上述治疗，再未呕吐，未敢再变更处方，守方略作加减，服用半年，彻底治愈。分享关键点的治疗方案如下。

【实战方案】

2019年9月8日方案：低热，体温37~38℃，面色淡白，形瘘颈软，呕吐频繁，辗转不安，无力哭闹，舌淡暗，苔薄白水滑。脉弱数。处方予：法半夏30g，山茱萸20g，熟地黄60g，干姜20g，党参30g。1剂，浓煎，少许频服。

按语：患者频服此药后，逐渐安睡，晨起热退，精力恢复。第二日未再呕吐，进入缓解期。继续予健脾、和胃、化饮等治疗。

2019年10月9日方案：患者近期又发作呕吐，2日恢复正常。鉴于再次发病，详细询问患儿生活起居状态，得知夜间容易哭闹，易惊醒，需长久抱着浅睡。盗汗量多，褥子可因大量汗出而出现人形。处方予桂枝加龙骨牡蛎汤合酸枣仁汤加减，桂枝10g，醋白芍20g，炙甘草10g，干姜15g，姜半夏9g，生龙骨（先煎）30g，生牡蛎（先煎）30g，珍珠母（先煎）30g，茯苓30g，川芎10g，炒酸枣仁60g，熟大黄15g，大枣15g。1剂服用2日。

按语：考虑"曲线救国"，先将生活作息调节为正常，也许有助于呕吐的缓解，服用此方2周后，患儿已不盗汗，可以自己安睡。

2019年11月22日方案：每隔数周仍发作呕吐，大便易干结，余无不适。舌淡，苔薄白。处方予血府逐瘀汤加减，生地黄15g，当归10g，桃仁6g，红花5g，赤芍10g，枳壳10g，生甘草6g，北柴胡9g，川芎6g，桔梗6g，怀牛膝10g，法半夏6g。水煎服。

艾灸右侧肾俞穴。

按语：使用此方时患儿即将进入呕吐的发病时期，但自从服用后，未发作。此后始终未再发作。持续予血府逐瘀汤加减，如南沙参、炒白术、黄精、麦芽、山楂等。

2020年7月24日方案：患儿近期身体健康。服用血府逐瘀汤之前患儿舌淡水滑，一派中阳不足之象，但服用之后，舌头反而变成了红舌少苔（**按**：这种变化在临床中并不少见），说话少的问题未改善。予以益气填精开窍治疗，琥珀粉（冲服）1.5g，人参20g，枸杞子20g，石菖蒲12g，远志12g，熟地黄20g，郁金12g，冰片（冲服）1g，益智仁10g。

按语：患者服用此方1周后，说话逐渐增多，继续服用7剂，说话已正常。疗效之迅速，实出乎意料。因吃素，患者的所有治疗中始终未使用血肉有情之品。

【治疗小结】

2022 年 4 月随访，患儿健康成长，未再发生过呕吐。经过本病治疗，笔者深切体会到了提出"怪病多瘀""怪病多痰"的医学前辈，得经历何等的心理折磨？必是如本则医案一样，反复使用正常方法辨证论治无效，患者又始终坚持求诊，最终不得已开始"乱治"，或化痰或化瘀，竟然顽疾得瘥。中医临床之无穷乐趣，大概就在于此！至于患儿之语迟，临床并不少见，笔者用中药治疗过 3 例，方案与本患儿类似，基本都在服药 2 周达到了理想的效果。

原本要住院的下肢动脉狭窄闭塞

【医案提要】

患者是 81 岁的男性，近 1 个月来夜间腿麻木，间歇性跛行，就诊于医院，查双侧下肢动脉斑块形成、狭窄，不除外闭塞，建议住院治疗。经诊查属于阳气虚衰阴精不足，痰瘀阻络，予以中药治疗 4 次而愈。

【医疗背景】

患者是妻子家的亲戚，近 1 个月出现夜间睡眠腿麻木、疼痛，走路 500m 左右后出现双下肢无力，不能行走，休息后能缓解（间歇性跛行），就诊医院查下肢动脉 B 超 "双侧胫前动脉及左侧胫后动脉管腔内充满斑块回声，未见明显血流信号。考虑双下肢动脉硬化伴斑块形成，不除外双侧胫前动脉及左侧胫后动脉闭塞"，建议住院进一步检查，如确系动脉闭塞，尚须至市中心医院住院手术治疗。特来咨询求助。患者有糖尿病、高血压、脑梗死病史。口苦不爱喝水；小便黄，尿频，偶尔尿疼；大便困难，便干，3~4 天 1 次。我们建议暂缓住院，使用中药治疗。

【医患困境】

本病的治疗并不存在绝对的困境。下肢动脉狭窄、闭塞是血管外科常见病，或予以支架，或予以球囊扩张，加之服药抗凝、稳定斑块、改善循环等治疗，能取得一定的疗效。但是仍面临诸多问题，和结局的不确定性，现在对于放置支架更加慎重。对于治疗的风险、费用和收益的对比，是患者难以估量和抉择的。因此首选中药破解困局。

【思维认知】

患者属于内伤积损而发病，外感病是邪气外来，治疗应祛邪，内伤病是自身虚衰，最终需补益才能修复身体以治本。起初的化湿、活血、温散，是在一点点治标证祛实邪，终究要填精养血。

【实战方案】

2022 年 3 月 26 日初诊：夜间双腿麻木疼痛，间歇性跛行。大便难，小便黄。舌体瘦小，舌淡，苔白腻（图36A）。予自拟方：制附子（先煎）20g，萆薢 30g，肉苁蓉 30g，怀牛膝 30g，炒杜仲 15g，苍术 20g，独活 10g，鸡血藤 30g，枳壳 20g，泽泻 20g，桃仁 20g，丹参 20g，当归 20g，玄参 15g。7 剂，水煎服，日 1 剂，分两次服用。

按语：病夜甚，阳不足。苔白腻，寒湿甚。附子温阳；萆薢、苍术、泽泻、独活祛湿；肉苁蓉、怀牛膝、炒杜仲、鸡血藤补肾养血；病在血脉，予桃仁、丹参、当归活血通脉；小便黄、大便不畅，玄参通脉而能清热，枳壳行气通便。

2022年4月2日二诊：自述双腿乏力稍好，大便偏干，2天一次。仍口苦。舌淡紫，裂纹（图36B）。予自拟方：熟地黄30g，生白术30g，怀牛膝30g，炒杜仲15g，苍术20g，独活10g，鸡血藤30g，枳壳20g，泽泻20g，桃仁30g，丹参20g，当归30g，玄参30g。7剂，水煎服，日1剂，分两次服用。

按语：腻苔退，减去治湿之品，加熟地黄、生白术以增强补益之效。

2022年4月9日三诊：行走距离可增加至1000m，下肢仍觉乏力，双脚腕紧束感，夜间双腿麻。其余症状好转，连高血压也明显好转。舌淡红，苔薄白。上方加鹿角霜15g。7剂，水煎服，日1剂，分两次服用。

按语：鹿角霜温阳填精散结，以助治本。

2022年4月17日四诊：已无不适症状，下肢力量恢复至生病前水平。降压药停用10余日，监测血压都正常。排便正常，每日1次。舌淡红，苔薄白（图36C）。原方14剂，一剂药服用2日，以巩固疗效。

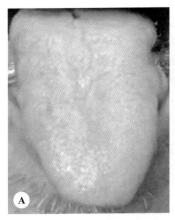 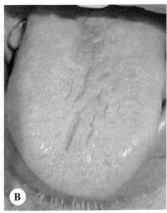

初诊舌象 二诊舌象

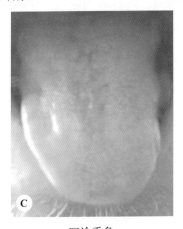

四诊舌象

图36 患者历次就诊舌象

【治疗小结】

从本论治，不惟改善了动脉狭窄闭塞之病症，连同高血压、便秘等也一并改善。这是中医整体观优势，带给临床医生的意外疗效。

附：颈椎曲度消失手麻速效案

2017 年秋治某西医同道，女性，33 岁，患颈椎病多年，颈椎正常曲度已经消失、脊髓受压，时常急性发作，近期尤其严重，症见头晕、右手麻疼难忍，严重影响工作，将欲休病假治疗。月经推迟，大便干。舌淡暗、齿痕明显、苔薄白。脉沉，寸脉中取可得，微数，尺脉难及。处方予葛根汤、黄芪桂枝五物汤、黄芪赤风汤合方加减。葛根 90g，生黄芪 90g，防风 30g，桂枝 30g，赤芍 30g，白芍 30g，川芎 30g，桑枝 30g，大枣 30g，生姜 60g。颗粒剂，7 剂。患者为西医医师，素不信赖中医，故用此霹雳手段，速速取效。服药 1 剂，诸症若失，服完 7 天后，予益气聪明汤加味巩固疗效。生黄芪 150g，党参 30g，炙甘草 10g，白芍 30g，升麻 15g，葛根 90g，防风 30g，黄柏 10g，蔓荆子 15g，干姜 30g，巴戟天 30g。服用 7 剂。一直到 2022 年 4 月，患者未再出现过颈椎病症状。

按语：项背强直是葛根汤之主治，故选之为主方。一侧手臂麻，合并入黄芪赤风汤益气活血通络。因患者舌质暗，脉弱，舌脉表现出之虚衰远非 32 岁的年龄所应有的，故予大剂量益气通络之品，重用赤白芍既可以解痉止痛，还具有通便作用。擅长治疗颈腰椎疾病的中医，基本已经达成了共识，骨头的形态变化是由筋肉导致的，治疗的靶点应该在于筋肉，影像学的病变不等同于临床的症状。这个病例也体现了这个特点，虽然未复查颈椎磁共振，想必消失的曲度很难再回来，但症状确实被治愈。

用补法退去了顽固的 40℃ 高热

【医案提要】

患者男性，29 岁。发热、恶寒、头痛、肌痛，精神差，体温 39～40℃，历时 10 余日。予清热化湿透表，腻苔退去，仍高热 39～40℃。予补中益气汤和自拟解毒散结方交替服用，热退至正常。

【医疗背景】

患者无诱因出现高热，服用达菲 5 天无效，高热 7 天时由受业同门接诊，见高热恶寒、头身疼痛、肌肉痛、颈部淋巴结肿大，舌淡苔薄白，予葛根汤合麻黄附子细辛汤（葛根 45g，麻黄 15g，大枣 15g，炙甘草 10g，桂枝 15g，黑附片 15g，细辛 9g），服药 3 剂身痛好转，但仍无汗，体温依旧 40℃。舌苔稍转腻，予以化湿解表清热（槟榔 10g，藿香 10g，厚朴 10g，大腹皮 10g，地骨皮 20g，滑石 30g，羌活 15g，法半夏 10g，苦杏仁 15g，炒苍术 20g，豆蔻 6g，淡竹叶 20g，白茅根 20g），服用 3 剂仍高热，体温 39～40℃，舌转红，苔转黄腻。遂同笔者协商诊治方案。详询病史，既往曾有 4 次类似高热，曾在某医院感染科住院治疗，排除了各种恶性疾病，最终考虑为未知的病毒感染。经验性抗菌、抗病毒、激素等众多治疗，1个月方愈。本次发热以来，胸部 CT、血常规均在正常范围，颈部淋巴结增大，仍考虑"病毒感染"所致发热，每3～4小时服用1次解热药物，偶尔可大汗出热退至38℃，大多数无效。

【医患困境】

本病西医没有好的治疗方法，本患者已就诊过，按照所推荐方案服用退热药、口服补液盐。高热1周后寻求中医诊治。中医治疗发热性疾病最为擅长，但并非所有发热均可"一剂知，二剂已"快速退热。本病中医治疗也较困难。

【思维认知】

结合患者既往多次外感病后高热持续，体温39～40℃，可知患者平素机体的免疫应答过激（正气虚弱）。本次高热淋巴结肿大，考虑外邪侵袭，血常规虽在正常范围，但3月29日、31日、4月1日3次复查血小板计数呈现下降趋势，从 198×10^9/L 降至 178×10^9/L 至 148×10^9/L（**按**：4月8日协和医院复查为 140×10^9/L，呈现止跌趋势），提示邪气炽盛，病情仍在进展，刻下（4月6日）舌红满布红点、苔黄腻，可知邪气炽盛，治疗应该祛邪，以"解毒"的方式祛邪。但是随着淋巴结肿大的消退，邪气逐渐消退，仍然高热，可能得考虑祛邪以外的办法，如因正气失调引起的发热，以前用激素治愈，也提示存在这种情况，对应在中药治疗，可考虑甘温除热、滋阴降火除热等补益退热法。

【实战方案】

2022年4月6日诊治：高热、头痛，服用对乙酰氨基酚退热疗效欠佳。如服退热药达到大汗出，体温可暂降至38℃。舌有红点，苔腻。口干欲冷饮，饮之则吐。大便溏。处方予青蒿鳖甲汤合清震汤、六一散加减，青蒿30g，连翘15g，浙贝母15g，生鳖甲30g，牡丹皮30g，银柴胡15g，秦艽15g，南沙参30g，升麻30g，荷叶15g，薄荷（后下）10g，砂仁（后下）5g，滑石30g。5剂，水煎服，日1剂，分两次服用。

嘱咐：服药5剂能退到39℃以下，即算有效。服药后食欲改善，喝水不吐，有汗，或者怕冷好转，任何一个症状改善，均为有效。坚持服药。

按语：淋巴结肿大，故使用连翘、浙贝母、鳖甲透邪散结；头痛剧烈，故使用清震汤，但去掉了温燥之苍术，改用砂仁；六一散加薄荷为鸡苏散，加砂仁为益元散，均是治疗湿热病之加减法。

2022年4月9日诊治：患者诉服药第一天出汗较畅，未用退热药体温一度降至38℃，后续仍是39～40℃，需6～8小时服用一次洛索洛芬钠片退热（按：6日就诊于某医院，将解热药改为洛索洛芬钠片），且饮冷水欲吐，饮温水可耐受。查看患者舌象变化，舌红减退，腻苔范围减小，考虑治疗有效。患者未忌口饮食，曾食辛辣及羊肉。予剩余的药每次加生姜10片同煎煮服用，清淡饮食，喝热水。

2022年4月10日诊治：仍高热39～40℃，6～8小时服用一次洛索洛芬钠片。腻苔全退，舌淡红而润。脉弱而数。详询患者服药及汗出情况，得知睡醒觉体力充沛时，服用退热药疗效最佳，可达到大汗出，热度降低明显。B超显示颈部双侧淋巴结肿大，右侧最大1.9cm×0.5cm，左侧最大1.8cm×0.9cm。患者湿热已去，正气虚衰。予扶正祛邪并用，祛邪注重于肿大的淋巴结以"解毒"散结形式实现。

处方一：补中益气汤加减。生黄芪30g，党参30g，当归15g，炙甘草10g，苍术15g，陈皮10g，升麻10g，柴胡10g，炮姜10g，熟地黄30g，山茱萸30g，法半夏9g，连翘15g。3剂，水煎服，日1剂，分两次服用。

处方二：白僵蚕10g，生鳖甲30g，升麻30g，夏枯草30g，板蓝根10g，三棱15g，莪术15g，山慈菇10g，北沙参30g，浙贝母15g。3剂，水煎服，日1剂，分两次服用。两方交替服用。

按语：患者4月11日下午开始服用代煎的补中益气汤，服用期间退热药减为10～12小时服用1次，服药后仍有大量汗出，口服补液盐。4月14日开始体温正常，至今（17日）未服用退热药，且14日当天大便由稀溏转为正常，但夜间23—3时盗汗而醒，不能入睡，3时之后才能入睡。

2022年4月17日诊治：虚劳乏力显著，稍动则觉累，不伴汗出；深呼吸或打喷嚏时剑突下疼痛剧烈；无咳嗽，无咽干咽痛，夜间口干特别严重，欲饮热水。昨日稍劳累则体温37.2℃，休息后体温正常。食欲旺盛，容易饥饿。处方予补中益气汤加减，生黄芪60g，党参30g，当归15g，炙甘草10g，苍术30g，陈皮10g，升麻10g，柴胡10g，干姜10g，法半夏9g，连翘15g，郁金15g。7剂，水煎服，日1剂，分两次服用。

患者舌象变化见图37。

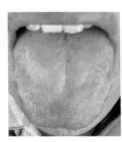 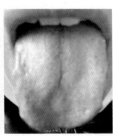 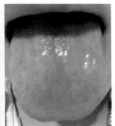

| 4月6日 | 4月9日 | 4月10日 |

图37　患者舌象变化

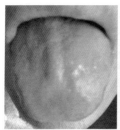 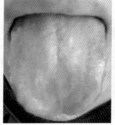 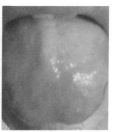

4月13日　　　　4月15日　　　　4月19日

图37（续）　患者舌象变化

【治疗小结】

患者4月6日就诊于某医院时，开具了系统的检查，然后回家服用退热药，等待4月15日结果全部回报后去复诊。15日复诊时体温已正常，协和医院考虑为病毒感染已自愈，嘱充分休息。患者自述，整个治疗期间，除了服用退热药便是中药汤药，未服用其他药物，相比于既往高热病程1个月，此次病程较短，对治疗效果较满意。建议患者此次康复后，规律服用调补脾肾、养血填精中药，以彻底恢复正气，不再出现一外感即高热持续不退。

附：肿瘤病史的外感病

患者汤某，女性，65岁。2022年2月7日来发热门诊就诊。主诉：鼻塞4天，发热1天。现病史：患者4天前因鼻塞就诊于某院，诊断为鼻窦炎，服用相关药物及洗鼻治疗无效。今晨觉恶寒,测体温 37.4℃,故来就诊。平素咳嗽有黄痰,口干夜甚,多饮水,夜尿 4~5 次,大便 2~3 日一次,干结。既往史:乳腺癌保乳术后 5 年,现服用依西美坦,遗留放化疗后口干症、白细胞减少症(平时白细胞为 2×10^9/L);TSH 高,服用左甲状腺素钠片控制。查体:舌胖红而干,少苔。脉滑数疾有力。辅助检查:白细胞为 6.9×10^9/L,中性粒细胞占比 77.8%,淋巴细胞为 1.03×10^9/L,C 反应蛋白为 7.5mg/L。西医诊断:上呼吸道感染。中医诊断:风温病。辨证:风热上受,阴津亏虚。处方予辛前甘桔汤合瓜蒌牡蛎散加味。辛夷 10g,前胡 9g,桔梗 9g,生甘草 10g,防风 5g,冬瓜子 20g,生薏苡仁 30g,芦根 30g,白茅根 30g,天花粉 20g,生牡蛎 30g,南沙参 30g,生地黄 30g,山茱萸 30g,肉桂 5g,炒山药 30g。7 剂,水煎服。并遵患者要求备用金花清感颗粒、头孢呋辛酯片、止嗽化痰定喘丸,嘱咐其先服中药即可。2022 年 2 月 12 日随访,患者服药后热退,鼻塞明显缓解,经年不愈之口干便结也有显著改善。嘱续服 7 剂后专科规律就诊。

按语:本患者基础病有乳腺癌术后白细胞减少症、口干症。患者此次鼻塞发热,白细胞较平时水平翻倍,考虑存在细菌感染,患者平素大便干结,口干多饮不解,感受风温之邪后,口干燥热症状更加剧烈,此为患者最突出症状。如仅予以抗感染治疗，只能对感染症状有所改善，对于新发感染与内伤基础的交织状态获益有限。遂采用中药治疗为主，处方选用张继勋先生辛前甘桔汤为主方以疏散风热、通利鼻窍，合入《金匮要略》瓜蒌牡蛎散以生津止渴，患者久病而舌嫩红、脉弹指，提示阴精不足虚阳外浮，故合入六味地黄汤中之生地黄、山茱萸、炒山药三味补药，并稍佐肉桂引火归元，取得了良好的疗效。

检验指标"吓人"的寒湿高热案

【医案提要】

患者是 24 岁男性，南下旅行归来发病，发热、咳嗽，服药后暂解，发病 10 天时出现高热不退，就诊某院予以解热药、经验性抗菌治疗，效欠佳。终以温化寒湿清热并用而退热。

【医疗背景】

患者是受业同门接诊，24 岁男性，既往曾有稍剧烈活动后肝酶和肌酸激酶升高（谷丙转氨酶 111U/L、谷草转氨酶 97U/L、肌酸激酶 3032U/L）。2021 年五一假期与同伴前往武汉旅游，回京可疑受凉后出现发热，就诊区医院，予经验性使用头孢地尼，解热后体温正常，2 天后开始咳嗽，未重视，又过 1 周后出现高热 39℃ 左右，就诊某医院急诊，查血常规、尿常规、CT、B 超均未见感染迹象。经验性抗感染、间隔 3～4 小时需服用退热药，使用辛温解表、化湿治疗仍无效。遂同笔者商议治疗之策。

【医患困境】

高热诊断不明，无特效治疗，是患者面临的困境，西医能做的是按时吃退热药、不计花费广泛筛查病原，大多数结果是病原找不到，各种经验用药加激素，耗时持久，稀里糊涂退热，最终认为是"病毒感染"，发热自愈。

【思维认知】

高热恶寒、头身疼痛很像伤寒，但苔腻不饿不渴，患者的"不饿不渴"已经达到了相当厉害的程度，就诊时血压 80/50mmHg、尿酮体（+++）（酮体由于摄入不足而产生），而且经过 24 小时补液治疗后，酮体仍未减少。这刷新了笔者对"寒湿"的认识，竟然可以达到如此严重的地步，机体都不会主动饮水、饮食自救。治疗应该温化寒湿，但使用大剂量葛根汤合三仁汤无效，是因寒湿已经郁而化热，需兼顾。患者肌酸激酶显著升高，心肌酶也高，这使接诊同门非常担忧。

【实战方案】

2021 年 5 月 18 日同门初诊：恶寒、高热、无汗，体温最高 39～40℃，骨节疼痛，时有咳嗽、轻微咽痛，稍有恶心呕吐，不欲饮水，精神差，无咽痛或小便不利、咳嗽等其他症状，舌淡红、苔薄白腻，脉浮数。辨证为外感风寒夹湿，处方予葛根汤合三仁汤。葛根45g，麻黄（先煎）10g，桂枝10g，生姜30g，大枣30g，炙甘草10g，苦杏仁10g，豆蔻（后下）10g，薏苡仁30g。颗粒剂2剂，每4小时1次，药后啜粥、温覆助汗。因患者服用过量退热药，嘱停用，明日完善肝功。

2021年5月19日二诊：服药后未汗出，仍恶寒发热，体温39～40℃，不饿不渴，倦怠乏力。虽经补液治疗，酮症仍未改善。脉滑浮数，舌苔明显转腻；心率110～130次/分，血压90/60mmHg。经一同商议，认为刻下病机为寒湿郁而化热，治以温化寒湿、清透郁热。处方予达原饮合藿朴夏苓汤加减。厚朴15g，槟榔15g，草果10g，苍术20g，羌活15g，党参30g，藿香（后下）10g，法半夏15g，茵陈20g，滑石30g，地骨皮20g，杏仁15g。2剂，分4次口服，每2小时1次。

按语： 当日中午服药，第一次服药（半剂）后潮热汗出，自觉为黏汗，骨节疼痛消失，精神好转，自觉舒适，体温下降至38.5℃，第二次服药出汗减少。因生化结果回报：谷丙转氨酶121U/L，谷草转氨酶281U/L，肌酸激酶10 300U/L，同门考虑肌酸激酶过高且考虑有药物性肝损伤，而且发热原因不明，与患者协商，建议同时就诊于某知名感染科进一步诊治，就诊时专家开了很多检查，并告知等待通知住院。患者5月20日早晨5时左右体温37.8℃，8时自行下降至36.8℃。检查结果回报：降钙素原0.89pg/ml，谷丙转氨酶390U/L，谷草转氨酶520.8U/L，肌酸激酶4745U/L，自此以后体温正常。

2021年5月21日三诊：患者热退后再次来诊。刻下已无发热，无不适症状，舌苔微腻，治以芳香化湿、清透余热，处方予甘露消毒丹加减。豆蔻（后下）10g，藿香（后下）10g，茵陈15g，滑石30g，通草3g，菖蒲10g，黄芩10g，连翘10g，浙贝母15g，射干15g，薄荷（后下）5g，苍术10g。3剂，日1剂，分两次服用。

按语：5月23日复查肝功：谷丙转氨酶1062U/L，谷草转氨酶620U/L，肌酸激酶260U/L正常，胆红素正常。患者食欲正常，无乏力，此时已停用退热药5天，转氨酶仍在升高过程中，予静脉滴注并口服保肝药。5月24日谷丙转氨酶1036U/L，谷草转氨酶522U/L，胆红素正常，肌酸激酶117U/L，肾功能正常，白蛋白正常，乙肝丙肝阴性，凝血功能正常。此时转氨酶较前一天下降，已停用退热药6天。

2021年5月25日四诊：无不适症状，故未去感染科住院。舌淡红，苔薄白腻，脉滑。疾病向愈，治以扶正健脾化湿，处方予七味白术散。党参15g，茯苓30g，炒白术 10g，炙甘草 10g，木香 6g，藿香（后下）3g，葛根 15g。6 剂，日 1 剂，分两次服用。嘱定期复查肝功。

2021 年 5 月 28 日五诊：复查谷丙转氨酶 742U/L，谷草转氨酶 224U/L，近几日感觉乏力明显，食欲、大便正常，无口干。因转氨酶恢复过慢（停药后第一周下降应超过 50%），且疲劳明显，舌象由淡红变为紫暗，舌苔再次转腻，恐有除了药物性肝损伤之外的其他肝病。我们协商后，建议去专科医院就诊。

【治疗小结】

患者 5 月 31 日在某医院住院，期间未服用汤药，完善肝脏彩超、增强 CT、肝穿刺及相关血液检查，排除甲、乙、丙、戊肝及常见病毒包括 EB 病毒感染，予静脉滴注甘草酸苷、谷胱甘肽保肝治疗，最后肝穿刺结果显示为药物性肝炎，肝功能逐渐恢复正常，于 6 月 15 日出院。

同门接诊患者时发病已 10 天，疾病初起可能为风寒束表，但经过几天的发展，病邪渐渐深入，虽有恶寒无汗发热的表证，也有呕恶等里证，处方着重于散寒解表，祛湿力量不足，且没有清透药物；二诊时病邪进一步入里，舌红苔黄腻，着重芳香化湿、透邪外达，得黏汗而解。如果没有肝功能受损及肌酸激酶显著升高，此时应该结束诊治，但同门认为在其行医经历中，从未见过因发热肌痛出现肌酸激酶上万的情况，担心患者有横纹肌溶解或其他病症，很快将患者转院。等待住院的过程中进行了三诊，随着体温正常，肌酸激酶显著下降，彼时余邪未清、湿热留恋，继续芳香化湿透邪，加入苍术一味健脾化湿；四诊时患者已无不适，予健脾和胃化湿善后，虽然转氨酶已上千，但凝血功能及胆红素正常，证明不会发展为肝衰竭，恢复只是时间问题。但是，5月28日复查发现肝酶下降缓慢，重点是患者新出现了疲乏无力症状、舌质明显变为紫暗舌白腻苔，不能除外隐匿的超出我们认知的疾病，故建议去某医院住院，患者的病情确实复杂，这家医院高度重视，进行了包括肝脏穿刺在内的所有检查，一般的药物肝损伤，停药也就恢复了，到不了做肝穿刺的地步。

我们又讨论了患者的"吓人"的指标问题：患者只是发热导致的肌痛、骨节疼痛，为何肌酸激酶数值会那么高？患者既往健身后出现肌酸激酶3032U/L，但没有其他并发症，此次肌酸激酶虽然最高上万，但随着体温下降，患者疼痛好转，尿色正常，肾功能正常，也没有并发症，不必过于惊慌。如果对古籍中那些看似普通的肌痛、骨节疼痛案例进行化验检查，可能也有不少此类情况。现代医学的发展让我们中医可以两条腿走路，但不能被化验检查牵着走，还应该回归辨证论治。5月28日病情出现转折，患者感觉乏力，复查转氨酶恢复太慢，虽然我们结合胆红素、凝血指标来看患者是恢复的，不会出现肝衰竭，但对于在一路好转的患者，出现疲乏、舌质由淡红转为紫暗，觉得反常，超出了我们的认知，需要提高警惕。因此，建议尽快住院，最终虽然未能明确原因，但是建议肝病科就诊的决策是对的。

附：湿温高热案

患者王某，男性，57 岁。2021 年 12 月 6 日诊治。主诉：反复发热 10 天。现病史：患者 10 天前无诱因出现发热，曾就诊于当地医院查肺 CT 未见肺炎，血常规白细胞正常，C 反应蛋白略升高，尿酮体（+++），予以解热药退热、磷酸奥司他韦经验性抗病毒治疗、头孢地尼等经验性抗菌治疗以及对症补液治疗，症状无改善，复查尿常规酮体仍为阳性。刻下：傍晚至夜间发热显著，体温可达 39℃，发病以来无食欲，口苦，口腔多处溃疡，不欲饮水，小便黄赤，大便稀溏，日 2 次。既往体健。查体：舌暗苔白腻，脉沉弱。辅助检查：血白细胞为 4.63×10^9/L，中性粒细胞占比 70.6%，淋巴细胞为 0.86×10^9/L，C 反应蛋白为 18.98mg/L。西医诊断：发热原因待查。中医诊断：湿温病。辨证：湿热内蕴，脾胃虚衰。处方：藿朴夏苓汤加减。藿香 10g，大腹皮 30g，紫苏梗 10g，厚朴 10g，滑石块（先煎）30g，炒栀子15g，法半夏9g，党参30g，羌活10g，白豆蔻（后下）5g，竹叶30g，通草3g。7剂，水煎服，日1剂。结果：患者服药当晚即退热；第2日口腔溃疡开始好转，恢复饮食；第3天再次高热39℃，告知患者湿邪为病不会速愈，嘱继续服药，最终痊愈。

按语：该患者发病之初即食欲不振，即使出现饥饿酮症时，仍然不饥不食，不饮不渴，脾胃受损严重。疾病迁延，又经多种治疗，更加重脾胃受损。来诊时神疲，脉沉弱，脾气虚弱已极，无力运化湿浊，湿郁化热，而成湿温之病。选用藿朴夏苓汤加减分消湿热之邪为主方，复重用党参30g，配伍羌活10g以补脾升阳。经治后患者脾胃之气快速恢复，食欲好转，湿热之邪渐次消退而痊愈。

逐渐淡出中医视野的水痘

【医案提要】

患儿10岁，北京援鄂医疗队记者队友之女，感染水痘，发热、耳后淋巴结肿大。查舌红苔腻，湿热之征象显著，经使用疏风透邪化湿中药，痘疹渐次外透，再予化湿止痒之品，水痘逐渐结痂而愈。

【医疗背景】

这位朋友和她的许多志同道合的朋友卜居于京郊，以便贴近天地自然生态，远离工业文明的喧嚣，村中的食物、教育、医药等各方面均自力更生，互通有无，自给自足，俨然世外桃源。两天前患儿班级组织活动，集体赴龙泉寺一带体验农业生产活动，归来后班级中多位同学出现皮疹或发热症状，有的患儿皮疹逐渐变为痘疹，经就医诊断为水痘，于是方知班级内发生了水痘的流行（**按**：水痘有潜伏期，此次农业实践或许只是诱因）。接种过水痘疫苗的同学症状较轻微，可见散在皮疹，很少见到痘疹，未接种过的同学则表现出比较典型的水痘症状和体征。

【医患困境】

朋友的女儿未接种过水痘疫苗，故发病以后很快发热至38.8℃，双侧耳后出现淋巴结肿大，咽部疼痛，周身散在的红色丘疹陆续灌浆成痘。因为水痘具有自限性，这是老一辈人都再熟悉不过的，如果就诊于医院，无非抗病毒治疗、退热治疗，总的来说还是靠患者自愈。因此，班里的大多数家长都选择在家里生扛，按照旧时的方法服用芫荽水透发痘疹。朋友怕发热太高时，仅靠物理降温难以处理，遂同笔者商议降温之策，笔者建议朋友及时就医，或者由笔者开具中药治疗，她最终选择服用中药。

【思维认知】

笔者尚未亲自治疗过水痘，但小时候得过水痘，痛苦之症状还历历在目。学中医时学过很多药物和方剂可以治疗痘疹，如西河柳、升麻葛根汤等。用学过的知识对患儿辨证施治并不困难，舌红而苔白厚腻，大便两日未行，发热而无明显恶寒，显然是湿热为患，只需要化湿透热即可，毕竟是可以自愈的疾病，治疗起来没有任何负担。但是古代医家积累了那么多成熟的经验，随手翻阅学习再行施治，岂不是更好？查阅《景岳全书》《医宗金鉴》诸书，"痘疹"并称，所论述之重点其实是死亡率较高之"天花"，夹带着会论述到"水痘",关于"水痘"之古籍文献竟然难以梳理清晰。

【实战方案】

2022 年 4 月 28 日初诊：周身散在红丘疹，个别已呈水痘样，耳后淋巴结肿大，咽痛，发热无汗，体温最高 38.8℃，无恶寒、身痛。食欲和精神尚可，大便两日未行。舌红，苔白腻（图 38A）。湿浊内蕴，处方予升降散合升麻葛根汤加减。蝉蜕 10g，僵蚕 10g，炒薏苡仁 30g，牛蒡子 15g，升麻 15g，葛根 10g，赤芍 20g，生甘草 15g，白豆蔻（后下）3g，藿香（后下）3g，滑石 30g，薄荷（后下）6g，连翘 10g。6 剂，水煎服，第一天服用

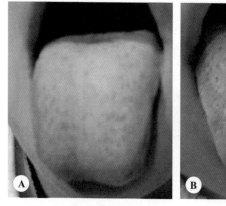 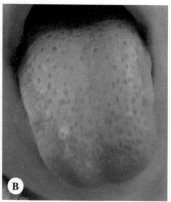

服药前　　　　　　　服药后

图 38　服药前后舌象对比

2剂，6小时1次。之后1日1剂。清淡饮食。

按语：取升降散中之蝉蜕、僵蚕2味配伍升麻、葛根、牛蒡子、薄荷、连翘，轻清透散热邪、调畅气机、透发水痘；炒薏苡仁、滑石清热利湿；白豆蔻与藿香少许芳香化湿。嘱朋友第一天的2剂共4包，每4小时服用一袋。

4月29日早上服用第一次中药，晚上反馈：水痘明显透发，脸上、脖子上有几十枚，腹壁、额头散在饱满的水痘，一些丘疹正在往水疱转，也有的水疱出黄色或者白色的小米粒样的东西并结痂。水痘部位瘙痒明显。服药之后排便1次。体温已正常，精神状态良好，耳朵肿大的淋巴结已消退。4月30日反馈：水痘没有再增多，原有的饱满的水痘开始陆续吸收或结痂（图39A）；5月1日反馈：瘙痒明显好转，仅腹壁几处水痘觉痒（图39B），咽喉有水疱，告知水痘会长在咽喉，是正常现象；5月3日反馈：水痘基本都已结痂（图39C），无不适症状。

2022年5月3日二诊：水痘结痂，无不适症状，食欲良好，二便正常。舌淡红苔白腻（图38B）。处方予白茅根30g，绞股蓝15g，菝葜15g，鲜荷叶15g。7剂，每天1剂，代茶饮。

按语：水痘已进入恢复期，但舌象仍提示有湿邪，故予甘淡渗利湿邪之品善后。白茅根、鲜荷叶甘寒清热生津利湿，绞股蓝甘凉益气清热化湿，菝葜疏风清热化湿。

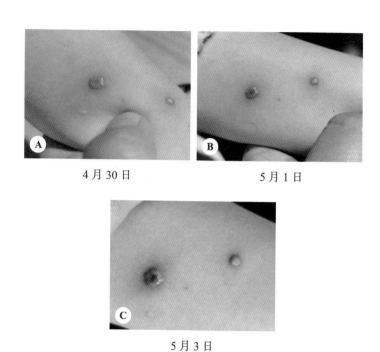

4 月 30 日　　　　　　　　5 月 1 日

5 月 3 日

图 39　患儿水痘形态变化

【治疗小结】

水痘与带状疱疹的致病病毒为同一种病毒，名叫水痘－带状疱疹病毒，常可见到家中小孩得水痘，大人受波及而发为带状疱疹。因为疫苗的广泛接种，现在水痘明显减少，而发为水痘之后选择来看中医治疗的就更少了。本患儿及时用中药治疗而快速治愈，可见中医疗效之迅捷！

外伤导致骨盆骨折尿血难止

【医案提要】

患者为某院护士父亲，因车祸导致骨盆多发骨折、尿道断裂、膀胱内血肿。做了膀胱造瘘术，每日尿血不止。经予萆薢分清饮加续筋接骨、活血止血之品，数日痊愈。

【医疗背景】

患者是 65 岁的男性，受外伤后曾就诊于最好的骨科创伤医院，查 CT 发现"双侧耻骨下支、右侧耻骨上支、双侧髋臼、骶骨多发骨折""膀胱内可见高密度影，CT 值约 82HU，膀胱内出血可能"，接诊医生告知患者，现在的骨盆多发骨折状态，不需要手术干预，只需静养即可，至于损伤的尿道，可在 3～6 个月之后手术修复。临时予以膀胱造瘘，接尿袋排尿，始终是血尿。患者经急诊处理后转至其家属所在之医院，由受业同门接诊，患者的家属正是科室的护士。同门眼看其尿血不止，非常想使用中药帮助患者。但患者本人及家属均对服用中药没有太大兴趣，同门觉得使用中药压力较大，所以同笔者商议对策。

【医患困境】

患者目前的尿血状态，西医没有好的方法，对于尿血一般不轻易使用止血药物，怕血凝块堵塞膀胱，多会采用生理盐水持续冲洗膀胱。然后任其损伤自行修复，以期尿血自行痊愈。此时患者已经尿血9天，虽然并未因尿血引起严重贫血，但其症状实足困扰患者和医生。

【思维认知】

笔者也是第一次治疗外伤后尿血。笔者首先想起的是2017年随老师参加国家"十三五"规划教材主编会议上，张伯礼院士所讲的一个医疗故事：张院士早年在西医院实习时收治了一位骑马摔伤的患者，主要症状即腰痛和肉眼可见之血尿，住院治疗了1周仍然未能解决血尿问题，张院士提出用中医的方法治疗，从外伤后瘀血内阻论治，使用复元活血汤。张院士绘声绘色地讲述了当时的医疗监测水平还很有限，每天都把尿接在瓶子里，对比观察尿血的改善情况，发现患者服用复元活血汤后2天，尿的血色就开始转淡，最终治愈。本例患者也应参考活血之法，但因其舌苔厚腻，考虑湿浊较重，影响下焦泌别清浊之功能，导致血与尿相混。遂使用萆薢分清饮为主方，合入活血止血疗伤之品。

【实战方案】

2022年5月4日初诊：外伤之后骨折，尿道损伤，膀胱造瘘，持续暗红色血尿（图40），无腹痛尿痛等症状。食欲不振，不欲饮水，不欲进食，情绪尚可。舌红苔腻（图41）。尿常规检查：红细胞54 559.01/μl。处方予萆薢分清饮加减，萆薢30g，菖蒲20g，乌药10g，益智仁20g，生甘草15g，杜仲20g，怀牛膝30g，川牛膝30g，白茅根30g，自然铜（先煎）30g，土鳖虫15g，仙鹤草30g，血余炭15g。3剂，水煎服，日1剂。

按语：患者无腹痛、尿痛症状，且口不渴、不欲进食，苔腻，考虑寒湿较重，寒湿下渍也会导致出血，比如《金匮要略》之黄土汤即为温摄止血，故选用萆薢分清饮温肾利湿，分清化浊。加入炒杜仲、川怀牛膝补肝肾增强下焦气化之力，川牛膝同时可协同土鳖虫破血逐瘀，白茅根、仙鹤草、血余炭为止血之品。自然铜是兼顾骨折（但因自然铜缺药，最终用了骨碎补30g）。

2022年5月7日二诊：患者服药2剂后肉眼血尿消失（图40），舌暗红，苔薄白腻（图41）。处方予上方基础上减破血逐瘀，增加温养气血之品。萆薢30g，乌药10g，益智仁20g，生甘草15g，杜仲20g，怀牛膝30g，当归20g，熟地黄30g，苏木15g，炮姜10g，党参30g，

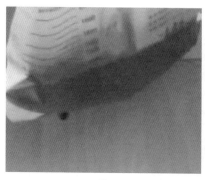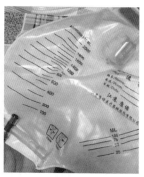

服药前　　　　　　　　　　　服药后

图 40　服药前后小便颜色对比

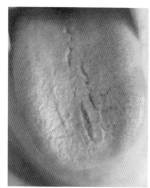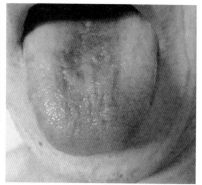

服药前舌象　　　　　　　　　服药后舌象

图 41　服药前后舌象对比

骨碎补（先煎）30g，土鳖虫 6g。7 剂，水煎服，日 1 剂。

　　按语： 苔腻退故去掉菖蒲，血止故去掉血余炭、仙鹤草、川牛膝、白茅根，土鳖虫从 15g 减到 6g。增加当归、熟地黄、党参、炮姜温养气血。炒杜仲、怀牛膝补肝肾，骨碎补、苏木续筋接骨疗伤。患者服药以后诸症好转，未再尿血。患者不愿意再服用中药而停药。

【治疗小结】

本例患者尿血，对于生命虽无大碍，但作为持续存在的出血症状，有必要进行治疗干预。使用中药后患者尿血迅速停止，速度之快实在出乎意料。反思快速取效之原因，可能与温摄的基础之上使用活血止血治疗密切相关。

方剂索引

（以汉语拼音为序）

S

T

Y

Z